常见疾病知识普及系列丛书

走出 乙肝

认识和防治误区

杨玺 编著

U0282268

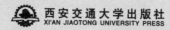
西安交通大学出版社
XI'AN JIAOTONG UNIVERSITY PRESS

内容简介

本书以科普读物的形式就如何从认识、预防和治疗乙肝的种种误区中走出来等内容向读者做了详尽的阐述。其内容新颖、系统、详细、实用，适合于广大群众，尤其适合乙肝患者的阅读。同时，对于临床医生也具有一定的参考价值。

图书在版编目（CIP）数据

走出乙肝认识和防治误区/杨玺编著. —西安：西安交通大学出版社，2012.9
ISBN 978-7-5605-4476-2

Ⅰ.①走… Ⅱ.①杨… Ⅲ.①乙型肝炎-防治-普及读物
Ⅳ.①R512.6-49

中国版本图书馆 CIP 数据核字（2012）第 184165

书　　名	走出乙肝认识和防治误区
编　　著	杨　玺
责任编辑	张沛烨　张雪冲
出版发行	西安交通大学出版社
	（西安市兴庆南路 10 号　邮政编码 710049）
网　　址	http://www.xjtupress.com
电　　话	（029）82668357　82667874（发行中心）
	（029）82668315　82669096（总编办）
传　　真	（029）82668280
印　　刷	陕西奇彩印务有限责任公司
开　　本	880mm×1230mm　1/32　**印张** 5.5　**字数** 129 千字
版次印次	2012 年 9 月第 1 版　　2012 年 9 月第 1 次印刷
书　　号	ISBN 978-7-5605-4476-2/R·248
定　　价	19.50 元

读者购书、书店填货、如发现印装质量问题，请与本社发行中心联系、调换。
订购热线：（029）82665248　（029）82665249
投稿热线：（029）82665546　（029）82668502
读者信箱：xjtumpress@163.com

前　言

我国是个肝炎大国,现有乙肝(乙型肝炎)病毒携带者1.3亿,其中慢性乙肝约3000万人,严重危害人民健康。慢性乙肝病程迁延,如得不到及时有效的治疗,将会发展为肝硬化甚至肝癌,即人们通常所说的"乙肝发展三步曲"。乙肝已成为高悬在我国人民头上的死亡之剑,其高发病率和较大的治疗难度,世界卫生组织已将其列为全球导致死亡的第九大疾病。

乙肝不可怕,怕的就是对它的认识误区。长期以来,由于铺天盖地虚假乙肝广告误导,严重扰乱了民众对乙肝这一普通疾病的认知,导致民众"闻乙肝色变"。而乙肝患者,往往是"病急乱投医",甚至一些本无需治疗的乙肝病毒携带者过度检查、盲目治疗,导致家庭因病致贫、因病返贫。另外,公众也对慢性乙肝存在着一定程度的认识误区,甚至形成歧视,这就更加重了患者的心理负担,阻碍其积极寻求有效治疗方法的信心。可见,对乙肝的认识误区要比乙肝病毒更危害。因此,正确认识乙肝至关重要。

目前,乙肝的治疗尚是世界性的难题,为了治疗疾病,许多乙肝患者不惜金钱到处求医,结果不仅浪费了钱财,还可能使病情加重,病程拖延,教训沉痛。其实,即使走进误区也没什么可怕,可怕的是人明明走进了误区,还不知道自己错在哪里,结果一路错误地走下去……因此,乙肝治疗误区犹如雷区,不能踏入、已经踏入者,要争取及早返回,返回就可看到前面充满希望的阳光。所以,乙肝治疗的关键是要到正规医院得到正确的治疗和指导,切忌有病乱求医,方能达到最好的防治效果,并可避免劳民伤财。《中国慢性乙肝防治指南》既帮助医生对乙肝诊断和治疗作出正确的决策,也是纠正乙肝患者对乙肝认识误区的重要理论依据,我们一定要遵照执行。

随着我国实现小康社会步伐的加快，人们越来越关注健康，越来越关注生活品质和生命质量。为了能满足广大读者渴望正确防治慢性肝病的需求，笔者精心编著了这本《走出乙肝认识和防治误区》一书，阅读本书可帮助大家走出乙肝认识和防治的误区，希望本书能够成为广大群众，尤其是乙肝患者的益友。需要特别指出的是，书中小标题所述的均为误解，或误区所在，读者必须认真阅读标题后的相关内容，才能正确地理解和把握其原意，拨正航道，驰出误区。

本书的内容深入浅出、通俗易懂、防治结合、以防为主、重点突出。在写作方面力求集科学性、知识性、趣味性、实用性于一体。然而，由于笔者水平所限，缺点、错误在所难免，敬请读者不吝指正。

杨玺

2012 年 7 月

目 录

乙肝的认识误区

乙肝的病因误区

乙肝的预防误区

乙肝的检查误区

乙肝的治疗误区

乙肝抗病毒治疗误区

乙肝保肝和免疫调节治疗误区

乙肝中医药治疗误区

乙肝的康复误区

乙肝监测、复查误区

乙肝的认识误区

误区 1. 肝炎就是乙肝

有许多人，认为肝炎就是乙肝，其实不然。

病毒性肝炎可分为多种类型，目前国际上公认的病毒性肝炎有甲型、乙型、丙型、丁型、戊型 5 种。其中甲型、戊型肝炎临床上多表现为急性经过，属于自限性疾病，经过治疗，多数患者在 3～6 个月恢复，一般不转为慢性肝炎；而乙型、丙型和丁型肝炎易演变成为慢性，少数可发展为肝炎后肝硬化，极少数呈重症经过。乙肝仅属病毒性肝炎的一种。

乙肝（全称"乙型病毒性肝炎"、"乙型肝炎"）是由乙肝病毒引起的一种感染性疾病。这种病毒主要在肝细胞中复制，通过激活人体的免疫细胞引起肝细胞炎症、坏死。肝细胞炎症、坏死逐渐累积，形成肝纤维化，最终发展成肝硬化甚至肝癌。也有的患者在慢性肝炎基础上出现急剧加重，表现为重症肝炎、肝衰竭症状。

肝脏是人体的"化工厂"，功能复杂，对人体十分重要，与心脏并列，俗有"心肝宝贝"之称。但相当多的患者在慢性肝炎发展过程中，没有任何临床症状，而一旦出现临床症状，往往病情已相当严重。因此，我们称乙肝病毒是"隐形杀手"，肝脏是"沉默器官"，我们不能凭自身感觉是否良好来判断有无肝病或肝病程度。我们只有定期进行检查，了解肝病是否进展、程度如何来决定是否需要治疗等。

误区 2. 转移酶高或感染乙肝病毒就是乙肝

不少人认为，转移酶高或感染乙肝病毒就是乙肝，其实不然。

转移酶是体内氨基酸代谢过程中必不可少的"催化剂"(催化酶),在肝功化验单上主要有两种,一种叫丙氨酸转移酶,英文缩写为ALT;另一种叫天门冬氨酸转移酶,英文缩写为AST。它们存在于身体的多个器官组织中如心、肺、脾、肝、胆、胰、肾、肌肉等。这些地方损伤都会引起血中转移酶有不同程度的升高,如心脏疾病急性心肌梗死、心肌炎、心力衰竭时,丙氨酸转移酶和天门冬氨酸转移酶均升高。应用多种药物和化学制剂,如红霉素、四环素、异烟肼、保泰松、氨甲喋呤、避孕药等都能引起胆红素及转移酶升高,但慢性指标变化较少,并常伴有其他过敏反应。停药后,转移酶可恢复正常。生理状态下,血清转移酶也有变异,如剧烈活动、急性软组织损伤、月经期、妊娠期等,转移酶也可暂时升高。此外,营养不良、酗酒等情况均能使转移酶有轻度升高。

由于丙氨酸转移酶、天门冬氨酸转移酶主要存在于肝细胞中,当其明显升高时常提示有肝损伤。这个肝损伤只是"结果",还不能提示肝损伤的病因,更不能武断地认为就是肝炎,必须进一步追查病因,如是否有肝炎病毒、是否嗜酒、是否身体肥胖、有无脂肪肝、有无心脏病、有无化学药物中毒史、有无寄生虫病史等。

而感染乙肝病毒但检测肝功能正常者,也不能戴"乙肝"的帽子,只能诊断为"乙肝病毒携带者"。包括只有乙肝表面抗原阳性及"大、小三阳"在内,只有同时伴有丙氨酸转移酶(AST)升高时,才能诊断为乙肝。

误区 3. 乙肝病毒携带者等于乙肝患者

有不少患者认为,乙肝病毒携带者(简称携带者)就是乙肝患者,其实不然。

乙肝病毒携带者是乙肝两对半表现为"大三阳"(即乙肝表面抗原、乙肝 e 抗原和乙肝核心抗体均呈阳性)或"小三阳"(即乙肝表面抗原、乙肝e抗体、乙肝核心抗体呈阳性)持续半年以上,没有肝脏疾病表现,肝脏生化功能检查正常者。乙肝患者是指乙肝两对半表现为"大三阳"或"小三阳",且有肝脏疾病表现,或肝脏生化功能检查异常者。简言之,即乙肝"大三阳"或"小三阳",若肝功能正常,则属于携带者;若肝功能不正常,则属于乙型肝炎。

误区4. 乙肝病毒携带就是表面抗原阳性

乙肝病毒携带和表面抗原阳性不是同一回事。乙肝病毒携带者可分为两种,一种是感染乙肝病毒早期(潜伏期),仅乙肝病毒表面抗原阳性,临床无症状;或是感染乙肝病毒后,乙肝基本治愈,临床症状消失,只是部分病毒残留,血中可检出乙肝病毒表面抗原,这种情况可称为假性乙肝病毒携带者。另一种情况是慢性乙肝病毒携带者,其中真正的健康携带者为数较少,多数为隐蔽状态的亚临床型肝炎(身体无明显不适,但是肝脏内部病变却在悄悄进展)。真正的乙肝病毒健康携带者应具备以下几个条件:①乙肝病毒表面抗原阳性持续6个月以上。②无乙肝的症状和体征。③转移酶正常,乙肝病毒复制指标(乙肝e抗原、乙肝病毒DNA)为阴性。④肝组织病理检查基本正常或仅有轻度非特异性局部病灶性改变。

误区5. 乙肝病毒携带者都属于健康人群

认为"乙肝病毒携带者都属于健康人群"这个观点是错误的!

门诊经常遇到一些乙肝病毒携带者,他们肝功能化验结果正常,也无明显的临床症状,也无明显的临床症状,这些人认为目前无关紧要,因此不予重视。的确,有些乙肝病毒携带者终生不发病,但乙肝病毒对人体的损害却是在不知不觉地进行者。有专家通过对乙肝病毒携带者进行肝脏病理检查,发现90%以上的患者肝组织都已有不同程度的炎症和纤维化,少数患者已发展为肝硬化。

乙肝病毒健康携带者并不健康是一个新概念。针对这类人群一定要随访,要监测,不要大意,因为这里面有一部分人是会发作的。当然,对他们不能歧视,要尊重他们的人格,公平对待他们的就业和工作。

误区 6. 乙肝的症状只有肝区疼痛

有不少患者并不了解乙肝的常见症状及病情加重时的症状,错误的认为乙肝症状只有肝区疼痛。

乙肝常见症状有:肝区不适、隐隐作痛,全身倦怠、乏力,食欲减退,恶心、厌油,腹泻,有时会有低热。严重的患者可能出现黄疸,这时应该及时到医院就诊,如果延误治疗,少数患者会发展成为重症肝炎,表现为肝功能损害急剧加重,直到衰竭,同时伴有肾功能衰竭等多脏器功能损害,患者会出现持续加重的黄疸,少尿、无尿、腹水、意识模糊、谵妄、昏迷。慢性乙肝患病日久,会沿着"乙肝-肝硬化-肝癌"的方向演变,这就是我们常说的"乙肝三部曲",所以患乙肝后应采取治疗措施,并定期检查身体。

乙肝病情加重时的症状有以下几个方面。

(1)黄疸症状:乙肝病情恶化时可有巩膜及全身皮肤、黏膜黄染的症状表现,这主要是因为肝脏是胆汁的生成和排泄器官,当肝脏严重受损时可引起胆汁排出不畅,从而导致血中胆红素增多而诱发全身皮肤黄染症状。

(2)出血倾向:乙肝病情加重时还可出现如鼻出血、牙龈出血以及皮肤有瘀斑、瘀点等出血倾向的表现,这主要是由于肝脏受损而导致合成各种凝血因子及凝血酶的功能减低所致(血小板减少)。

(3)全身症状:乙肝病情加重时患者首先可出现全身疲乏、无力等全身不适症状,这主要是由于肝功能受损,进食减少,食物消化吸收障碍,营养物质摄入不足,或是由于炎症,消耗增加,已摄入的物质因肝功能受损,不能充分代谢,满足机体的需要而导致的。

(4)消化道症状:乙肝病情加重时可有食欲减退、厌油腻、恶心、呕吐、腹胀、腹泻等消化道症状,这主要是因为食物消化所必需的胆汁分泌减少,直接影响食物的消化和吸收,进而出现食欲减退、厌油腻的症状;而肝脏炎症可引起肝窦的血流障碍,胃肠道充血、水肿,进而诱发恶心、呕吐等胃肠道症状。此外,肝脏受损严重时,不能将来自肠道的内毒素有效灭活,也可诱发频繁的恶心、呕吐以及明显的腹胀等胃肠道症状。

误区 7. 乙肝病情无分型

有许多人都认为乙肝病情无分型,只有患不患而已,其实这是不对的。

乙肝根据病情的轻重缓急不同,乙肝可分为亚临床感染、急性乙肝和慢性乙肝三型。成年人感染乙肝病毒后,绝大部分以亚临床感染过程自行痊愈,并产生免疫力(这些人其实在检查时已经是健康人,典型的"二对半"结果是:乙肝表面抗体、乙肝 e 抗体、乙肝核心抗体呈阳性或乙肝表面抗体、乙肝核心抗体呈阳性)。小部分会发展为急性乙肝,急性乙肝的大多数患者可彻底痊愈,并获得免疫力。极少数急性乙肝患者和大量通过母婴传播或幼儿时感染乙肝病毒的人以及很少的一些成年感染者最终成为慢性乙肝患者。

误区 8. 慢性乙肝无需分型

有不少患者不清楚慢性乙肝的临床分型,认为它无需分型。其实根据病情轻重不同,慢性乙肝还可分以下几型。

(1)轻度慢性乙肝:丙氨酸转移酶(ALT)为 40～120 单位/升,

血清总胆红素为 17.1～34.2 毫摩尔/升,白蛋白大于 35 克/升,白蛋白/球蛋白:1.5～1.3,γ 球蛋白小于 20％,凝血酶原活动度 79％～71％。也就是说,对照一个乙肝患者的化验单上所列的肝功能项目,如果检查结果符合上述异常数值范围,则可断定自己属于慢性轻度乙肝。

(2)中度慢性乙肝:丙氨酸转移酶为 120～400 单位/升,血清总胆红素为 34.2～85.5 毫摩尔/升,白蛋白:34～33 克/升,白蛋白/球蛋白:1.2～1.0,γ 球蛋白 22％～25％,凝血酶原活动度 70％～61％。

(3)重度慢性乙肝:丙氨酸转移酶大于 400 单位/升,血清总胆红素大于 85.5 毫摩尔/升,白蛋白小于 32 克/升,白蛋白/球蛋白小于 0.9,γ 球蛋白大于 26％,凝血酶原活动度 60％～40％。

(4)重型慢性乙肝:血清总胆红素大于 171 毫摩尔/升,凝血酶原活动度小于 40％,胆碱酯酶明显下降,小于 2000 毫摩尔/升。

(5)肝炎肝硬化:γ 球蛋白大于 30％,白蛋白/球蛋白倒置,单胺氧化酶(MAO)大于 40 单位/升,Ⅲ 型前胶原肽(PⅢP)大于 10 单位/升,透明质酸(HA)大于 120 毫克/升。

误区 9. 慢性乙肝不会"变脸"

"变脸"是我国川剧的绝活,演员在舞台上一转身就变出一副新的脸谱。有人认为,慢性乙肝不会"变脸",其实不然。

会"变脸"的乙肝有以下几种。

(1)隐匿性慢性乙肝:这种"变脸"的慢性乙肝在临床上有两种表现:一种是乙肝表面抗原阴性,血液中尚可检查到乙肝表面抗体,或者乙肝 e 抗体、乙肝核心抗体;另一种不但乙肝表面抗原是阴性,各种抗体也都是阴性。然而,万变不离其宗,不管怎么变,用最敏感的方法检测乙肝病毒 DNA,结果还是阳性,并仍存在肝功能改变,ALT 升高。有时隐匿性慢性乙肝必须通过肝脏穿刺,在肝脏组织内才能找到 e 抗原、核心抗原或乙肝病毒 DNA。所以,在临床上,医生让患者检查乙肝病毒 DNA 或者建议做肝脏穿刺时,患者应积极配合,这并不是"额外检查"项目。

(2)乙肝 e 抗原阴性慢性乙肝:乙肝 e 抗原阴性慢性乙肝又是慢性乙肝"变脸"惹的祸。现在这种"变脸"乙肝非常多见,但却没有引起大家的重视,有的医生也不甚了解。新近公布的《慢性乙肝防治指南》就把慢性乙肝分为两种:一种是乙肝 e 抗原阳性慢性乙肝,就是大家熟悉的"大三阳"乙肝;另一种是乙肝 e 抗原阴性慢性乙肝,也叫"小三阳"乙肝。确诊这一类型乙肝也必须检查乙肝病毒 DNA。这种"变脸"乙肝有如下特点:①病程长于乙肝 e 抗原阳性慢性乙肝,年龄较大的男性多见。②病毒可持续性或间歇性复制,所以,检测血液中乙肝病毒 DNA 时,其水平常呈波动式,时高时低,高时可大于 10^8 拷贝/毫升,低时可为 10^4 拷贝/毫升。在诊断乙肝 e 抗原阴性乙肝时,明确了乙肝病毒 DNA 大于或等于 10^4 拷贝/毫升就可以诊断,而诊断乙肝 e 抗原阳性慢性乙肝时,则要求乙肝病毒 DNA 必须大于 10^5 拷贝/毫升。③这种患者血清 ALT 不是很高,一般不会超过正常值上限的 10 倍(正常值上限为 40 单位),大多数为正常值上限的 5 倍左右。④病情自发性减轻很是少见,常有严重的肝细胞炎症、坏死,并有明显肝纤维化,约 40% 有肝硬化表现。

不管慢性乙肝是否"变脸",患者都须在专科医生指导下治疗。选用哪种药、如何应用、疗程多久、怎样停药、停药后注意事项等,都要遵循医嘱。滥用偏方、验方,会贻误病情,甚至失掉治疗机会。

乙肝的病因误区

误区 10. 不知晓乙肝的病因是什么

许多人不知道乙肝的病因是什么。

乙肝病毒是乙肝的致病原,它具有极强抵抗力。乙肝病毒在肝脏细胞内生存、复制后,释放到血液中,因此不仅血流中病菌呈高负荷,并且肝脏的绝大多数肝脏细胞都被传染上。乙肝病毒自身并不会直接引发肝脏细胞的病变,只不过是在肝脏细胞内生存、复制,其所复制的抗原表达在肝脏细胞膜上,刺激人体的防御系统来辨认,并产生清除反应。

人体染上乙肝病毒后,因为机体免疫力不一样,所以病程发展也不一样。倘若机体的免疫力健全,防御系统被激活后识别乙肝病毒,攻击已染上病菌的肝脏细胞并清除之,这就造成了急性乙肝;倘若机体的免疫力被激活,但处在功能低下状态,机体对已染上病菌的肝脏细胞反复攻击,可是又无法完全清除之,致使肝组织慢性炎症频繁复发,这便是慢性乙肝;倘若机体的免疫力身处耐受状态,无法识别乙肝病毒,所以不攻击已染上病菌的肝脏细胞,病毒与身体"和平相处",这便是乙肝病毒携带者。

误区 11. 不了解慢性乙肝的病因

通过之前的讲解,大家对于慢性乙肝已有所了解,那么,形成慢性乙肝的病因是什么?

(1)急性或隐匿起病的无黄疸型肝炎患者,比急性黄疸型肝炎患者容易发展为慢性。这与他们不能得到及时休息和治疗有一定关系。

（2）最初感染乙肝病毒时患者的年龄。资料表明：新生儿感染乙肝病毒，约90％～95％要成为慢性携带者；儿童期感染乙肝病毒后约20％会成为慢性乙肝；成人约10％会成为慢性乙肝。

（3）免疫功能低下者感染病毒。肾移植、肿瘤、白血病、艾滋病血液透析者感染乙肝病毒后常易演变为慢性肝炎。乙肝发病的急性期使用肾上腺糖皮质激素等免疫抵制剂治疗者，常能破坏患者体内的免疫平衡，也容易使急性肝炎转变为慢性。

（4）有其他肝病既往史者再次感染病毒。如原有酒精性肝炎（酒精性肝炎、脂肪肝、酒精性肝纤维化等）或血吸虫病、疟疾、结核病，再次感染乙肝病毒后，不仅容易成为慢性肝炎，而且预后较差。

（5）其他因素。如急性期的肝炎患者过度劳累、酗酒、性生活过度、吸毒、应用损害肝脏的药物、营养不良、有其他病原微生物的严重感染或滥用药品等均可由急性转为慢性。

误区12. 不知晓乙肝的高发人群有哪些

就我国而言，乙肝的高发人群主要包括：新生儿、婴幼儿、15岁以下乙肝表面抗体阴性的未免疫人群，上述人群一旦感染乙肝病毒，慢性化的几率较高，尤其是新生儿可高达90％。其他高危人群包括：医务人员、经常接触血液的人员、托幼机构工作人员、器官移植患者、经常接受输血或血液制品者、接受化疗或免疫抑制治疗的免疫功能低下者、易发生外伤者、乙肝表面抗原阳性者的家庭成员、男性同性恋或有多个性伴侣及静脉内注射毒品者。

误区13. 不了解乙肝病毒的传播途径

大多数人不敢与乙肝患者或携带者一起吃饭，甚至在同一办公室工作也害怕被传染。他们认为通过空气、水、皮肤都会传染乙肝。其实,对于免疫系统发育正常的成年人来说,感染乙肝的几率其实很小,日常接触更不会感染。乙肝的传播途径主要有以下四种。

(1)性传播:如果没有做好安全防护措施,和乙肝患者有过性接触的人群,被传染的几率较大。性传播是属于体液传播的一种,另外与乙肝病毒携带者接吻也会被传染。因此在日常生活中,一定要有健康安全的性行为,尽量避免与乙肝患者有性接触。

(2)血液传播:血液传播是最主要也是最常见的乙肝病毒传播途径之一。乙肝病毒必须进入血液的内部才能造成感染,乙肝病毒自己是不会自行传播的。但是当乙肝患者的血液通过一些方式,如:共用刮胡刀、同一个牙刷、输血、针头等生活或医疗方式都能导致乙肝病毒通过血液进行传播。因此,日常生活中一定要养成良好的生活习惯,毛巾、牙刷、刮胡刀等容易造成人体受损出血的物件一定不能与别人共用。

(3)母婴传播:乙肝母婴传播主要有①产前传播(宫内传播),传播率为 $9.1\%\sim36.7\%$,宫内传播的机制尚未明确,也许因为胎盘屏障损害或通透性加强引发母血渗透导致。②产时传播,这是乙肝母婴传播的主要路径,约占 $40\%\sim60\%$。胎儿经过产道时吞咽含乙肝表面抗原的母血、羊水、阴道分泌物质,或在生产过程中子宫收缩使胎盘绒毛破裂,母血漏入胎儿血循环。③产后传播:这婴儿与接触母乳及母亲唾液有很大关系。

(4)其他传播:除却性传播与血液传播外,乙肝的其他传播途径和生活方式也息息相关。例如在身体有组织受损的情况下与乙肝患者亲密接触,共用生活用品,经常出入乙肝患者较多的场合等,都有可能导致乙肝。

乙肝病毒不经呼吸道和消化道传播,虽然在唾液、尿、血液、胆及乳汁中检测出少量乙肝病毒,但如果没有皮肤、黏膜的破损,一般的日常生活接触,比如共同进餐、一起工作,都不会被乙肝病毒感染。

成年人即使发生急性乙肝,转变成慢性乙肝的比例也只有 5%,不必过分紧张。

因此,将乙肝检查"请出"入学、就业体检项目,体现了对乙肝病毒携带者的尊重,正是基于其传播途径的科学依据,所以不用担心会被同学、同事传染乙肝。

预防乙肝的最好办法仍然是给尚未感染乙肝病毒的正常人注射全程的乙肝疫苗,使其产生保护性抗体。在皮肤、黏膜破损的情况下,应尽量避免与乙肝病毒携带者接触。

 知识窗

　　世界卫生组织目前推广预防乙肝的策略是新生儿接种乙肝疫苗、儿童补种和高危人群接种。我国也要求,婴儿出生以后 24 小时之内接种疫苗,越早越好。从 2009 年开始已实施对 15 岁以下儿童的补种。

误区 14. 患者家属没有乙肝,代表不传染

很多患者家属经常认为和患者长时间的接触而未被感染,误以乙肝不传染。那么乙肝到底传染不传染呢?事实上,对于病毒很多的患者,家属检查不是有乙肝,就是有抗体,有抗体的人比有乙肝的人还多,这些有抗体的家属实际上早就传染上乙肝了,但是她们的身体好,把乙肝病毒"抗"过去了,而且形成了抗体,不知不觉得病了,又不知不觉得好了,所以很多家属现在没有乙肝,这并不代表他们以前没有被传染上乙肝。在医学上,她们经常和患者密切接触的机会较多,称为高危人群,更是要预防好。

误区 15. 吃饭是乙肝传播的最大途径

不少人认为吃饭是乙肝传播的最大途径,这是错误的。乙肝病毒的主要传播途径有三:血液传播,母婴垂直传播和性传播。乙肝不通过消化道和呼吸道传播,所以日常接触如握手、拥抱、一起工作、吃饭等一般不会传播乙肝。

当和乙肝患者或病毒携带者一起共餐的时候,如果你的口腔被鱼刺刺伤、被牙齿咬破,肠道黏膜被粗糙的食物划伤,或患有口腔溃疡、牙龈出血、胃肠溃疡等疾病,就给了乙肝病毒可乘之机。乙肝病毒通过破损的黏膜进入人体血液,而导致感染。其实,这也是血液传播的一种形式。当与乙肝患者或携带者就餐时,如果你能够保证你的消化系统黏膜是完整的,没有破损,一般是不会感染乙肝的。

社交是人们生活中一项重要的内容,完全为了预防乙肝而不与人共餐是不可能的。预防乙肝最好的方法是接种乙肝疫苗,一旦你产生了乙肝抗体,就可以把共餐感染病毒的机会尽量减少。

误区 16. 乙肝不会通过"手"传播

在传染病患者如肝病患者和性病患者中,有些夫妻双方均没有性乱史,也没有肝炎病毒感染史,他们也未去过医院就医,因而可排除医源性感染;他们也没有坐过公用马桶……那么,病根来自哪里?经分析,他们的手可能是传播传染病病毒如肝炎病毒、性病病毒的罪魁祸首。

不少夫妻就寝前没有洗手的习惯。此前翻阅公用报刊,或点过钞票,手上就可能沾有病原体,房事时又用手去抚摸自己或对方的性器官。这样,夫妻双方都可能成为传染病的受害者。

生活中,当人们去旅店会客,手推玻璃门、按门铃、按电梯开关,与别人握手,细看对方递来的名片时,都可能把病毒沾到手上。特别是上厕所开、关水龙头,更可能染上很多的传染病病毒。此外,公共汽车上的扶手、公用电话、钞票、公用报刊等都可能附有传染病病毒。如果不洗手便就寝行房,其潜伏的危险显而易见。

尤其值得一提的是,会阴部温暖、潮湿,是病原体理想的乐园,而且性行为也是男女双方传播传染病的重要方式和途径。因此,房事之前一定要将手洗净,以免由于手的媒介作用,传播各种传染病病毒如肝炎病毒、性病原体等,防止夫妻双方相互抱怨,相互猜疑,甚至引起家庭不和、纠纷迭起。建议夫妻双方若一方有疾病的话,最好使用安全套。

误区 17. 昆虫叮咬会传播乙肝

昆虫叮咬会传播乙肝,这个观点是不完全正确的。蚊虫以及各种吸血昆虫,可能对乙肝传播起一定作用。例如蚊虫叮咬引起的直接或间接皮肤黏膜破损处被乙肝病毒感染(如因被蚊子叮咬后的痛痒采取的抓挠)。

据国内外多年研究,乙肝病毒在蚊子体内根本无法复制繁殖,而且乙肝病毒随血液被蚊子吸食后一般在 14 小时内就会被消化。即使没有被消化,乙肝病毒在蚊子体内也不会活过 48 小时,而蚊子的吸血间隔在 72 小时左右。

还有证据表明,蚊子在吸食血液时并不会把前一次吸入的血液吐出到被吸食者体内,它只是吐出一些自己的唾液,产生一些润滑和麻痹效果而已。所以,一直颇有争议的被蚊虫叮咬也是乙肝病毒传播途径应排除。

误区 18. 夫妻生活不会传染乙肝病毒

有人认为夫妻生活不会传染乙肝病毒,其实不然。

性生活是夫妻生活的重要部分，而性生活也是乙肝传播途径之一。因为乙肝病毒携带者的精液、阴道分泌物、唾液等体液中也含有乙肝病毒。因此，对于乙肝患者夫妻生活是否会传染的问题，答案是肯定的。不过传染几率的大小与以下几个因素有关：

（1）与性生活频率有关，由于夫妻和情侣之间的性接触比较频繁，所以如果有一方患有乙肝，就很容易传播给对方。

（2）受体内有无抗体影响，如果未感染一方体内有足量的乙肝抗体，就可以极大地保护自身不被乙肝病毒感染。

（3）女方有阴道炎、宫颈糜烂时，由于分泌物增多或伴有出血，一般血液中乙肝病毒含量比较多，也会增加健康一方感染的几率。

（4）受到性生活习惯的影响，比如有些人喜欢暴力的性生活或其他方式的性生活等，因此更容易造成隐性伤口，而导致乙肝病毒传染。

性生活是夫妻生活中的重要组成部分，是健康和谐家庭的基础，是美满婚姻的和谐之音。然而对于乙肝患者的配偶，防护措施一定要到位，乙肝患者的配偶一定要进行乙肝疫苗和乙肝免疫球蛋白的双重免疫接种，这样才能确保万无一失。乙肝患者夫妻在过性生活时，一定要注意以下几个方面：

首先，严格避免密切接触，包括性接触和热吻类或耳鬓厮磨式肌肤接触，食具也尽可分开和严格消毒。其次，无抵抗力的乙肝患者要赶快到医疗或防疫部门接种乙肝预防疫苗，即注射第一针后，隔 30 天注射第二针，再隔 5 个月注射第三针；第一针最好注射 30 毫微克剂量，次针及第三针注 10 毫微克即可（基因疫苗无 10 或 30 毫微克之分）。三针注射完毕后，注射者应到卫生防疫站做乙肝抗体检查，如为阳性，即说明对乙肝病毒已有抵抗力。

误区 19. 怕乙肝会传染，不结婚

有人认为，乙肝会传染，所以不与乙肝患者结婚，其实不然。

在乙肝传播上有三个非常重要的途径：血液传播、母婴传播及性传播。一般日常的接触如握手，进餐，交谈等是不会传染乙肝的。但并不是说乙肝的感染者就不能结婚，如果结婚就一定会传染给对方。

现在有几种办法，一种是健康一方采取保护性措施，比如接种乙肝疫苗，产生抗体，具有完全的保护作用。另外一种方式在结婚之前如果情侣一方乙肝病毒复制非常高，是抗病毒治疗的时机，可通过抗病毒治疗，把病毒量降下来。如果打了疫苗，但是没有产生抗体或者说没有打疫苗，或者在病毒载量比较高的情况下，采取其他措施，比如安全套之类的措施。

对于生孩子问题，"乙肝母亲会不会生出乙肝宝宝？"成了许多家庭的隐忧。有统计显示，我国因母婴传播所导致的慢性乙肝患者约占我国乙肝患者的1/2。世界卫生组织报告指出，乙肝病毒表面抗原和e抗原双阳性母亲所分娩的新生儿，出生后若不采取任何免疫预防措施，约90%可成为乙肝病毒感染者。

在产前、产时对孕产妇进行适当干预，同时在产后对新生儿进行免疫保护，是解决上述问题的最佳方法。专家指出，对于单纯乙肝表面抗原阳性，即乙肝病毒携带者，无需进行药物治疗，可正常生育。而"大三阳"的病毒携带者，或"小三阳"病毒携带者，同时伴有乙肝病毒DNA阳性，则说明携带者有明显传染性，也可能伴有肝细胞损伤，需要进行积极治疗。最好待携带者"双达标"，即乙肝病毒e抗原转阴、同时乙肝病毒DNA下降至正常水平后再准备生育。

在乙肝病毒携带人群或感染人群分娩过程中，应加强对新生儿的保护。新生儿出生后应立即注射乙肝免疫球蛋白和乙肝疫苗，随后在孩子1个月和6个月时再分别注射乙肝疫苗。采用上述联合免疫的方法，阻断母婴传播的成功率可高达90%～95%。

正确观点：接受正规医院规范治疗，结婚生子不是问题。

误区 20. 乙肝患者会传染下一代，最好不要生

有人认为，乙肝传染给下一代是无法预防的。其实不然。

对于婚育，自己有急性肝炎体征的建议不要结婚，缓一缓，急性肝炎好了，可以跟正常人一样，婚育是没有问题的。慢性肝炎，在急性发作期最好休息，不要结婚。等到肝功恢复正常，可以和正常人一样地结婚生孩子，只不过生孩子的时候要去专科医院，比如妇产科医生那里做咨询，以判断能否生育。

作为肝硬化的患者，肝功能比较差了，如果在此怀孕期间，会加重肝脏的负担，对母子双方都会有风险，此时我们是不建议她生孩子的。

之前我们已经讲了乙肝母婴的传播途径，接下来我们再了解一下乙肝父婴传播途径。

父婴传播与母婴传播又有所不同，有研究表明乙肝病毒感染的父亲，其精子已携带有乙肝病毒 DNA 片段，这种 DNA 片段可存在于精子头部的细胞浆中，通过受精，就可以在子代细胞中继续复制，发生子代细胞感染，引起乙肝的父婴传播。此外，即使受精时无乙肝病毒感染，但只要孕期夫妇生活在一起，孕妇仍一直未脱离被丈夫乙肝病毒感染的危险。因为日常生活的密切接触、孕期的性生活等均有可能使孕妇被乙肝病毒感染，进而又可通过父～母～婴的方式感染子代，这其实是一种间接父婴传播。当父亲表面抗原、e 抗原双阳性者，其所生婴儿的感染几率可达 80% 以上；当父亲 e 抗体阳性时，其后代的感染几率为 20% 左右。胎儿感染乙肝病毒后，除可成为乙肝患者或带病毒者外，还可影响胎儿正常的生长发育，可引起低体重儿、先天性疾病或畸形、流产、死胎等。因此我们应对乙肝病毒的父婴传播也应该引起足够的重视。

知识窗

预防父婴传播的方法

预防父婴传播的方法就是按照计划免疫措施给新生儿及时接种乙肝疫苗,孩子一生下来即可给予乙肝疫苗接种。还有一些有益的方法可供选用:孕期中,自孕 20 周产检起每 4 周肌注乙肝免疫球蛋白 200 单位,可有效地中和孕妇血液中的乙肝病毒,其目的也是进一步加强了孕妇抵抗丈夫乙肝病毒感染的能力,同时减少乙肝病毒父—母—婴传播的机会。

父亲和(或)母亲为乙肝病毒携带者其所生新生儿除按规定注射乙肝疫苗外,还应在出生后 24 小时内及 1 个月分别注射高效乙肝免疫球蛋白,1 次 100 单位,以期更好的保护新生儿。

误区 21. 乙肝妈妈怀孕后无需每月都要产检

患有乙肝或带有乙肝病毒的女性,只有在怀孕、生育期间都格外注意,才能保证生出健康的宝宝。

(1)患有乙肝的女性,必须在病情被控制住之后才能怀孕,如果仅仅是乙肝病毒携带者,也要经检查确认病毒不会影响宝宝,才可以准备怀孕。

(2)在怀孕之后,要定期进行肝功及病毒活性检测,且应比普通产检更为频繁,以一个月一次为宜,以防因孕妇心理压力越来越大,导致病毒活跃引起疾病发作。

(3)不管有没有出现宫内感染乙肝病毒,都应在胎儿出生 24 小时之内,联合注射乙肝免疫球蛋白和乙肝疫苗,以阻断乙肝病毒的母婴传播途径。

因此,产检对于孕妇和宝宝来说都尤为重要,千万不要因为一时疏忽而犯下难以挽回的过错。

误区 22. 母乳喂养导致传染乙肝

最常见的情况是妊娠期的患者总爱问:"医生,我是'大三阳',我的孩子会不会感染,我的孩子是不是不能喂养母乳?"

这些疑问者都了解乙肝的传染途径,知道慢性乙肝病毒携带者的唾液、尿、泪、乳汁、胆汁、胰液中,几乎所有体液和分泌物中都可有乙肝病毒或病毒抗原。

的确,这个认识是正确的,然而,这并不完全正确,要知道乳汁中检出乙肝病毒的机率很低,而且含量也非常低。乙肝是血液传染病,乙肝病毒不能通过消化道传播。新生儿经乙肝疫苗和乙肝免疫球蛋白免疫,体内已经有了保护性抗体。

乳汁中罕能检出传染性病毒颗粒,只要新生儿免疫成功,即使"大三阳"的携带者,喂乳传播的可能性非常非常的小。

由于现在进口乙肝疫苗的剂量 1 支 10 微克,国产疫苗 1 支 5 微克。导致当前新生儿的注射剂量不足(抗体阳性率约 80%),仍有可能发生感染,进而使得家长误认为是母乳喂养的缘故。因此,对于母亲为"大三阳"的高危情况,新生儿应在出生 24 小时内注射乙肝疫苗 20 微克(成人剂量 1 支)和乙肝免疫球蛋白 200 单位,到 1 个月和 6 个月时还要注射同样剂量的乙肝疫苗。

研究统计表明,奶瓶喂养和母乳喂养的乙肝病毒传播率并无明显差别。相反,母乳喂养的乙肝病毒清除率要高于奶瓶喂养,而且,在其出生后立即实施乙肝疫苗和高效价乙肝免疫球蛋白预防注射之后,小儿基本上能避免通过哺乳染上乙肝病毒。因此,目前国内乙肝专家均认为乙肝病毒感染母亲可以给宝宝亲自哺乳。但如果乳头有出血和溃疡,就不宜进行母乳喂养。小儿口腔有溃疡或伤口,也不宜哺乳,因为溃疡处的血液或组织已经被乙肝病毒感染,容易通过小儿口腔损伤处进入其体内。

哺乳前母亲应对自己的双手消毒,尽量减少传染的几率。在婴儿出生时规范、及时给予高效价乙肝免疫球蛋白,按时接种乙肝疫苗,才是预防乙肝妈妈的宝宝被传染乙肝最有效的、科学的方法。

误区 23. 乙肝"大三阳"不可结婚生育

乙肝患者一样可以结婚生育。但是在结婚之前应告之对方,以让对方在婚前做好预防准备,如健康一方应先注射乙肝疫苗,待自身产生抗体后再结婚,避免感染上乙肝病毒。

女性乙肝病毒携带者生育时有可能将病毒传给其子女,尤其是"大三阳"女性,如不加预防,其子女感染率可在90％以上,所以在怀孕生育时应尽量降低母亲体内的病毒的数量,降低她们的传染性,减少对婴儿的威胁。通过对乙肝病毒携带者采取一定的措施,并给新生儿注射疫苗等,以达到阻断母婴传播的目的,还是有可能做到的,具体方法是:

①表面抗原阳性,e抗原阴性母亲,对子女的传染性相对较弱,所以一般给新生儿常规的乙肝疫苗注射即可。

②表面抗原和e抗原均阳性的母亲传染性强,单纯疫苗注射常常不能奏效,所以应采取双重阻断,即在给予新生儿乙肝疫苗注射的同时,注射高效抗乙肝免疫球蛋白(HBIG),这种方法可明显提高阻断率,因为HBIG可以杀死在分娩时已经进入新生儿体内的疫毒。

③降低母亲的病毒血症,在表面抗原阳性的女性怀孕前给予抗病毒治疗,以降低病毒含量,或在怀孕后期、分娩前2～4周,给予适当的抗病毒药,以降低病毒含量,可降低分娩时对新生儿的感染率,从而达到母婴阻断的效果。但是值得注意的是,母婴阻断措施并不

能阻断所有的母婴传播,因为还存在宫内感染和个体差异。

误区 24. 乙肝"小三阳"不传染,病情轻

许多乙肝病毒携带者被诊断为乙肝"小三阳"后,认为乙肝"小三阳"没有传染性,或者乙肝"小三阳"的传染性没有乙肝"大三阳"传染性强。也有乙肝"小三阳"患者认为自已是"健康"带菌者,只是携带乙肝病毒,并不会传染给其他人。

许多乙肝病毒携带者在拿到乙肝两对半的化验单时,看到结果是乙肝"小三阳"而非乙肝"大三阳",往往松了一口气,认为自已的病情没有乙肝"大三阳"严重,只要多加注意就可以。也有人听到别人说乙肝"小三阳"不严重,对乙肝"小三阳"放松了警惕。

"小三阳"也可能有传染性。"小三阳"是否具有传染性应区别对待。有10%的"小三阳"患者肝功能不正常,乙肝病毒 DNA 呈阳性。这类"小三阳"的特点是病毒复制活跃,传染性强,是由于乙肝病毒变异所致;具有传染性,其转化为肝硬化、肝癌的几率比"大三阳"还高。

正确观点:乙肝"小三阳"也可能有传染性。乙肝"小三阳"是否具有传染性应区别对待。有10%的乙肝"小三阳"患者肝功能不正常,乙肝病毒 DNA 呈阳性。这类乙肝"小三阳"的特点是:病毒复制活跃,传染性强,是由于乙肝病毒变异所致。这类乙肝"小三阳"具有传染性,其转化为肝硬化、肝癌的几率比乙肝"大三阳"还高。乙肝"小三阳"并非病情轻,真正决定患者病情轻重的是乙肝病毒 DNA、肝功能和临床症状。应该说,乙肝大"小三阳"与病情轻重并无对应关系,乙肝"大三阳"患者可能终身只是携带病毒,始终不发病,乙肝"小三阳"患者却可能得肝硬化,甚至肝癌。

误区 25. 转移酶增高一定传染,肝功正常不传染

有人认为,乙肝患者丙氨酸转移酶增高一定传染。其实不然。

丙氨酸转移酶是蛋白质代谢中的氨基转移酶,在肝脏中最丰富,因此当肝细胞受损时血清中该酶活性会显著升高,此变化对于急性肝炎的诊断,慢性肝病的活动有十分重要的意义。正常值通常为 40单位/升,由于检测方法不同,各医院的正常值可能有一定差异,该酶活性的升高,可达数百至数千单位,和肝细胞受损的范围可能有一定的关系。因为历来病毒性肝炎的诊断总要检测丙氨酸转移酶值,而且丙氨酸转移酶的升高在病毒性肝炎的诊断中有非常重要的意义,而病毒性肝炎都有不同的传染性,所以人们自然地把丙氨酸转移酶升高和传染性联系在一起了。实际上丙氨酸转移酶升高仅仅反映肝脏出现了炎症反应,而真正的传染性时期是肝炎病毒感染的早期(临床上称为潜伏期),此时期无症状,肝脏也无炎症反应,丙氨酸转移酶正常,一旦肝脏出现炎症反应,丙氨酸转移酶升高时,血中病毒滴度往往是很快下降,传染性明显减弱,各型病毒性肝炎中病毒的变化都有这种规律,所以认为丙氨酸转移酶升高即表示患者有传染性,完全是一种误解。此外,胆道疾病、酒精性肝损、药物性肝损、脂肪肝、心源性肝损等诸多疾病累及肝脏时丙氨酸转移酶也都可升高,但根本不存在传染性问题。

还有很多患者认为,保肝护肝把转移酶降下去了就不传染了。实际上,乙肝的传染性与肝功能没有关系,而是与病毒有关系,只要患者体内有病毒存在,传染性就存在。我国乙肝表面抗原阳性者约占全国总人口的 8%,其中很多人仅是乙肝病毒携带者,没有发生乙肝。他们即使转移酶增高,传染性也很低。这也就是说,肝功能并不是病毒指标的体现,所以也不能以此来判断患者有或没有传染性。

乙肝的预防误区

误区 26. 乙肝不易治也不易防

有人认为,得了乙肝不易治也不易防,四道防线不能预防乙肝。其实不然。

光靠远离乙肝病毒携带者来防止被传染,是不可能,也是不科学的。减少乙肝的蔓延,最有效的方法是接种疫苗和接受规范安全的医疗操作。现在我国儿童乙肝疫苗接种率已非常高,但成人的乙肝免疫接种还存在漏洞,不少人没打过疫苗,或打过之后不去查是否形成了抗体。同时,建议大家不要到街头小店去纹身、纹眉,这可能会因皮肤黏膜破损而导致感染。

只要是有预防意识,乙肝病毒还是可以预防的。就母婴这一条传播链来说,新生儿在出生24小时之内注射乙肝疫苗,在预防接种门诊接种第二针疫苗,第三针疫苗在孩子满月时接种。三针疫苗接种下来,对乙肝病毒的阻断率将达80%,如果母亲乙肝属强阳性,那么新生儿应注射高价免疫球蛋白结合乙肝疫苗,主动与被动免疫将同时启动,对乙肝病毒的阻断率将达到90%。而且还应按时进行婚检和产检,保护自身以及家人健康。同时,平时要养成良好的生活规律,拒绝吃刺激性食物,尽量少吸烟少喝酒,防止过度劳累,要保持良好的心态。

另外,还要做好以下四道防线。

(1)注射疫苗:3针免疫后,可保证15年内不得乙型肝炎。

(2)避免血液传播:其中包括不用未检测乙肝指标的血液及血制品,不到不正规的地方献血。

(3)要洁身自好,避免不洁的性传播。

（4）注意生活细节，如不与他人共用剃须刀、牙刷、穿耳针、纹身针等，要选择去正规、卫生的场所理发、刮脸、修脚等。

误区 27. 乙肝患者重治轻防

在目前乙肝治疗疗效欠佳的情况下，采取积极有效的预防措施，防止乙肝传播和蔓延就显得格外重要。有些人以为传染病预防是防疫部门或西医的事情，遇到乙肝患者，只知道遍寻秘方验药，从不进行有关防疫知识的宣教。还有一些人片面地理解"正气存内，邪不可干"的含义，认为只要身体好、抵抗力强，沾上了病邪，也不会发病。他们大意到连起码的自我保护意识也没有，接触乙肝患者后也不洗手，给患者治疗时不严格执行有关规章制度。曾有实验证明，健康人口服或注射乙肝病毒传染性血清都可引起肝炎，只不过经口感染所需病毒剂量比注射要大得多。有人将乙肝病毒传染性血浆直接放入两只黑猩猩胃内，未发现感染，但用牙刷轻刷牙龈后，在口腔内喷洒乙肝病毒就有可能发病。因此，我们必须认真补上防疫这一课，从心理上和医学上筑起抗感染防病的防线。

误区 28. 谈"乙肝"，谈"阳"色变

由于乙肝是一种传染病，又不易"断根"，加上媒体误导，所以很多人查出乙肝病毒标志阳性，就很忧虑、恐慌。其实不同的"阳性"有不同的含义，如表面抗体就是一种对人体有益的保护性抗体。单项表面抗原阳性者，只要平时多加注意，其中绝大部分人都不会发病。所谓"大、小三阳"，也不像人们想像那么可怕，应该选择正规医院的专家询问有关情况，获得正确的认识和合理的治疗。

由于乙肝传播途径的特殊性，乙肝病毒携带者在生活、工作、学习和社会活动中不会对周围人群和环境构成威胁，可以正常学习、就

业和生活。

远离乙肝最有效的办法就是预防。接种乙肝疫苗是最有效的预防方式。儿童和青少年、高危人群都应该免疫。在生活习惯方面,如果配偶是乙肝病毒携带者,性行为前应采取安全预防措施;不用他人的有可能与血液及体液接触的私人物品,如牙刷、剃须刀等;避免文身、针灸或文眉、脱痣等不必要手术,如有需要手术,应尽量使用一次性的器具,或确保仪器彻底消毒。

误区 29. 乙肝病毒携带者无需预防"恶变"

很多乙肝病毒携带者和医生都认为,只要肝功能正常就不用治疗,其实这是一个误区。近些年,肝病专家根据肝硬化和肝癌患者进行临床病例研究分析得出这样一个结论:很多肝硬化和肝癌患者都是由乙肝病毒携带者随着时间的延长发展而成的!

肝脏是一个沉默的器官,感染病毒后,患者一般情况下没有任何症状,一旦发病,往往病情就已经很严重了。因此,乙肝病毒的携带就好比是一个"零存整取"的过程,尽管目前还没有显山露水,但是随着时间的推移,病情就会不断恶化。乙肝的恶变和发展过程大概如下:

健康人→感染乙肝病毒→(1～5 年的时间)→慢性乙肝→(5～10 年的时间)→肝硬化→(10～15 年的时间)→肝癌或直接死亡。

那么,如何控制乙肝疾病恶变呢?目前,世界上没有任何一种中西药可以直接杀死乙肝病毒,乙肝病毒只能靠人体自身系统中的 T 细胞来清除!所以,要选用直接增强人体 T 细胞的治疗型疫苗类药,以清除乙肝病毒并且抑制其再生,达到标本兼治的临床效果!又因为疫苗类药可以激发人体的 T 细胞产生抗体,抗体分布在血液中,再进入肝细胞核内,并清除血液和肝细胞核内的乙肝病毒来保护肝细胞,有效溶解肝胶原纤维素聚集,控制肝纤维化,保护了肝功能的正常,促进蛋白质、糖原的生成,恢复肝细胞解毒功能。所以说:防止肝硬化、肝腹水、肝癌要及早尽快地选择国家治疗性口服疫苗类药! 这样,才能从根本上清除体内的乙肝病毒,阻断乙肝病毒的繁殖和复发,有效地控制乙肝的恶变!

误区 30. 乙肝"小三阳"不能预防其传染

有人认为,乙肝"小三阳"不能预防其传染。其实不然。

要知道临床上把乙肝"两对半"检查,乙肝表面抗原,e 抗体和核抗体三项指标呈阳性者为"小三阳"。一般情况下,"小三阳"患者并不会出现明显症状,然而随着乙肝"小三阳"患者不断增多,越来越多的人开始重视。乙肝"小三阳"会传染是肯定的,如果乙肝病毒 DNA 阳性且肝功能异常,说明病毒复制,传染性强;如果乙肝病毒 DNA 为阴性且肝功能、B 超及 AFP 等均长期正常,则说明病毒复制已不活跃,传染性较低。无论是乙肝患者还是健康的人,多了解一些乙肝常识都是有好处的。

要预防乙肝病毒传播就要先了解它的传播途径,经过临床观察可知,乙肝"小三阳"患者的各类体液如血液、唾液、汗液、精液及阴道分泌物中都含有乙肝病毒,健康人群在接触此类物质都可能感染病毒。具体而言,"小三阳"患者体内的病毒可通过母婴传播、血液传播或亲密接触传播,因此如何预防乙肝"小三阳"传染,要从日常生活开始。

误区 31. 靠疫苗不能摘掉乙肝"帽子"

有人认为,靠疫苗不能摘掉乙肝"帽子",注射乙肝疫苗预防乙肝不是关键。其实不然。

研究表明,在亚洲乙肝病毒主要通过母婴传播,因为这一阶段最容易感染慢性病毒。为了更好地防控慢性乙肝,我国先后在 1979 年、1992 年和 2006 年进行了三次全国病毒性肝炎血清流行病学调查。从 2002 年开始,乙肝疫苗正式纳入儿童计划免疫,实施的结果显示,15 岁以下儿童感染乙肝病毒人数减少了近 8000 万人。全国的乙肝表面抗原总携带率平均水平从 9.75% 降到 7.18%,15 岁以下儿童降到 3% 以下。这标志着我国乙肝从高流行水平降到了中等流行水平。

据统计,90% 在出生一年内感染乙肝病毒的婴儿和 30%～50% 在 1～4 岁期间被感染的儿童,由于他们的免疫系统尚未发育完全,此后很容易发展为慢性乙肝。因此,我们应做到:

(1)新生儿在出生后 24 小时之内注射乙肝疫苗。

(2)如果母亲是乙肝阳性,在妊娠晚期 7～9 个月时,应注射乙肝高效免疫球蛋白,新生儿第一针先注射乙肝高效免疫球蛋白,然后再注射乙肝疫苗,因为母婴垂直传播是一个重要的传播途径。

(3)夫妻其中一方是病毒携带者,另一方应注射疫苗,如果无抗体,共同生活时则需要注意个人卫生、经期卫生等,比如牙刷、剃须刀及盥洗用具等应一人一份,进餐时使用公筷,消毒餐具,内裤分开洗,性生活更应做好安全保护措施。除此之外,还应定期体检,及时发现乙肝病毒的携带及病情的变化。

误区 32. 不了解哪些人需要接种乙肝疫苗

有的人不了解自己是否需要接种乙肝疫苗。那么我们就来介绍一下,以下几类人群必须接种。

(1)医护人员:因为医护人员有时会直接接触乙型肝炎患者的血液或分泌物,感染乙肝的几率较大,所以医护人员需要接种乙肝疫苗。

(2)机体免疫力较差者:因为当乙肝病毒侵袭人体时,免疫力低下者不能识别、清除乙肝病毒,从而导致机体感染并携带乙肝病毒,所以各年龄段机体免疫较低者都应及时接种乙肝疫苗。

(3)儿童:儿童,特别是婴幼儿免疫系统及不成熟,当乙肝病毒侵袭机体时,不但不能及时识别、清除乙肝病毒,而且较易产生免疫耐受,从而导致机体长期携带乙肝病毒。

(4)老年人:老年人不但全身免疫力会下降,而且身体各内脏器官,特别是肝脏的功能都会发生明显退化,从而导致肝脏血流量减少,肝脏吸收、代谢、解毒能力减弱,因此不能及时有效清除乙肝病毒,所以老年人需要接种乙肝疫苗。

(5)孕妇:因为妊娠后母体得为胎儿的生长发育提供大量的营养物质,此时不但会加重肝脏负担,而且抗病毒能力也会随之明显下降,这个阶段乙肝病毒侵袭感染的几率较大,所以孕妇怀孕前如体内没有乙肝抗体,需及时接种乙肝疫苗。

除此以外,乙肝患者的配偶、家庭成员以及其他密切接触者也都需及时接种乙肝疫苗。

(6)新生儿:新生儿应该在一出生就马上注射乙肝疫苗,拖得时间越长,新生儿感染的机率就越大。有资料显示若在出生之后十几个小时再注射疫苗,新生儿感染的机率可达到20％～30％。

乙肝疫苗免疫后产生的表面抗体水平随年龄增加而有所降低或不被检出,并不意味着保护性消失,当受乙肝病毒感染可引起有效的表面抗体回忆反应(调查表明,初免时无免疫应答或低免变应答者,仍有发生乙肝病毒感染的可能,但低免疫应答者的危险性大大低于无免疫应答者)。乙肝疫苗在新生儿中普遍使用,可使乙肝病毒在我国的传播在一代中得到控制,关键在于提高免疫接种率,新生儿乙肝疫苗常规接种后,至少9年内不必加强免疫。

(7)成年人:对于从未感染乙肝的人,都应该接种乙肝疫苗。处于乙肝感染高度危险状态的易感乙肝者更应该接种乙肝疫苗。有人认为成人接种疫苗无效,其实只要肯定未感染过乙肝病毒,接种效果和儿童一样。有些成人注射疫苗后未出现抗体,实际上是已经感染了乙肝病毒。

乙肝患者也能接种乙肝疫苗

有人认为乙肝患者也能接种乙肝疫苗。其实,乙肝疫苗对乙肝患者及乙肝病毒携带者没有预防意义。对已经自然获得有效的保护性抗体者,接种后不会产生不良副反应,抗体水平还可能会有所增高。急性乙肝患者经积极治疗完全康复后,检查乙肝病毒表面抗原已阴转,可以注射乙肝疫苗,促使表面抗体产生,获得有效免疫保护。

误区 33. 不了解乙肝疫苗是怎样接种的

既然已经确定了要接种乙肝疫苗,那我们就来了解一下乙肝疫苗是怎样接种的。

首先,打疫苗前查需检查乙肝五项和肝功能。很多人感染乙肝病毒后,或是乙肝病毒携带者,往往没有症状。因此,要想知道是否感染过乙肝病毒,必须查乙肝五项。另外,有些单位体检仅查乙肝表面抗原,不能说明是否感染过乙肝,因为少数慢性感染者乙肝表面抗原表现为阴性。总之,只有在乙肝五项全部为阴性的情况下,才能打乙肝疫苗。不过,如果已经感染过病毒,由于没查乙肝五项,误打了疫苗,也不会造成不良后果。

肝功正常是打乙肝疫苗的另一个条件。因此,打疫苗前要查转移酶、胆红素等肝功能指标。很多急慢性疾病可能引起肝功能异常,这种情况下,先不要注射乙肝疫苗,应查明原因,进行治疗,等肝功能恢复正常后再行接种。

其次,乙肝疫苗全程免疫共接种 3 针,采取肌肉注射方式,注射部位为上臂三角肌。乙肝免疫一般按"0、1、6"的方案实施(即:从打完第一针的日期计算,时间满 1 个月时打第 2 针,时间满 6 个月时打第 3 针),每次 1 支。

乙肝疫苗接种后产生的抗体水平达到顶峰后,将随时间逐渐下降。一般完成 3 针全程免疫 1 个月后,90％以上的人都可测到表面抗体。到第 3 年,抗体阳性率降到 74％左右,抗体滴度也有所下降。是否需要进行复种加强免疫,主要取决于乙肝表面抗体的滴度。当前认为,一般抗体滴度小于或者等于 10 国际单位/毫升者,应在半年内再次接种。我国的多数学者建议全程免疫完成 3 年后,复种 1 次为好。

误区 34. 不了解乙肝疫苗接种有哪些注意事项

接种乙肝疫苗接种都有注意哪些事项呢?

(1)接种前,要严格检查疫苗质量,发现有冻结、破损等异常情况均不得使用。

(2)严格执行一人、一针、一管、一用、一消毒等操作制度。

(3)接种前医生是否询问过敏史和病史。过敏性体质和患有变态反应性疾病者慎用。接种者如有发热、急性感染或其他严重疾病,应暂缓接种。

(4)注射前要将疫苗摇匀。

(5)接种疫苗后只有少数人出现接种部位红肿、硬结、疼痛,手臂酸重,全身发热、恶心、呕吐、乏力、皮疹等轻微反应,不需要处理,多在 1～3 天内不治自愈。但是,接种者应当在现场留观 15～30 分钟,以便接种医生观察受种者的反应情况。

误区 35. 接种乙肝疫苗就不会再患乙肝

许多家长认为,只要给孩子注射了乙肝疫苗,就万事大吉,不受传染,终身不会患乙肝。其实这种想法是错误的。

注射乙肝疫苗是目前预防乙型病毒性肝炎的有效措施。儿童在0－1－6程序接种后的免疫效果持续时间较为长久,一般可维持 4 年以上。到 4 周岁时再加强注射一次(由于原来免疫过,肌体有一种"回忆反应",所以只需注射 10 微克或 20 微克乙肝疫苗 1 针),就可以产生较高抗体。

然而许多因素可影响乙肝疫苗的预防效果,不能掉以轻心,比如①被动吸烟:有关调查发现,被动吸烟的儿童体内抗体水平下降较快。②肥胖:肥胖可能是接种乙肝疫苗后影响免疫效果的因素之一,可能会导致接种疫苗后无应答。③挑食:挑食的儿童常有某些营养素的缺乏,使免疫功能降低,体内产生的抗体有限,易受乙肝病毒的感染。以上因素都是儿童在成长过程中稍不注意就容易出现的。为了孩子的健康,希望家长密切注意。

对于成年人来说,疫苗的作用不尽相同。对有些人能达到终身免疫,而在有些人身上效果会逐渐减弱。成年人可以先到医院进行体内抗体水平的检查,如果水平很高就不需要再注射,如果水平降低就不妨再打一针。乙肝疫苗的有效期虽然因人而异,但通常 3～4 年就应该加强一次。

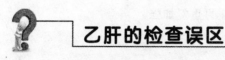

乙肝的检查误区

误区 36. 乙肝的检查只有"两对半"

很多人只知道乙肝的检查有"两对半",其实,乙肝的检查项目并非如此。

(1)乙肝五项("两对半"):"两对半"的检测方法技术成熟,简便易行,价格低廉,又具有较重要的临床意义,能说明很多临床问题,因此在各级医院都广泛开展了"两对半"的化验。人们约定俗成地给这"两对半"5 项指标排了个队,依次为乙肝表面抗原(HBsAg)、乙肝表面抗体(抗-HBs 或 HBsAb)、乙肝 e 抗原(HBeAg)、乙肝 e 抗体(抗-HBe 或 HBeAb)、乙肝核心抗体(抗-HBc 或 HBcAb)。

乙肝表面抗原。健康未感染人为阴性,化验单只要报阳性即表明乙肝病毒在体内存在,患者处于乙肝病毒的感染状态,但是否已发生临床肝炎要根据病史、体检及生化指标(如肝功能)等临床情况确定。如仅乙肝表面抗原阳性而肝功能正常,可能是乙肝病毒携带者或急性乙肝进入恢复期后,肝功能已经恢复正常而表面抗原尚未转阴。

乙肝表面抗体。健康正常人为阴性,经过感染痊愈或注射疫苗后可转为阳性。乙肝表面抗体是一种保护性抗体,它的出现原则上表示该患者曾经感染过乙肝病毒,而目前乙肝病毒已被清除,机体对乙肝病毒有抵抗能力,可使机体免受乙肝病毒感染。它可以由乙肝病毒感染产生,也可以由人工免疫产生,但抗体需达一定量才有保护能力,且滴度越高,保护能力越强。对注射免疫疫苗者,注射后应注意检测是否产生抗体,一般 5 年后应复查抗体是否仍然存在,如不再有足够的抗体应追加疫苗。在无条件检测的地方,可按规定次数

31

的 0、1、6 程序首次免疫后过 5 年再重复加强。

知识窗

乙肝表面抗原阳性者不宜从事的职业

餐饮业、幼教等。乙肝表面抗原有一定的自然阴转率,但较低,目前国内外尚无一种公认的可以使乙肝表面抗原阴转的药物。

乙肝 e 抗原的多少与乙肝病毒复制率成正比,阳性表明血液中有大量的乙肝病毒,传染性较强。经过系统治疗可以转化为乙肝 e 抗体,传染性才减弱。

乙肝 e 抗体的临床意义需配合乙肝病毒检测的其他指标共同判定。通常,乙肝 e 抗体是传染性降低的一种表现,但它不是一种保护性抗体,不能抑制乙肝病毒的增殖,也不意味乙肝患者已完全康复。

乙肝核心抗体不是一种保护性抗体,而是反映肝细胞受到侵害的一种指标,它在乙肝病毒感染数年后可不消失,也是既往感染的一项指标。

(2)肝功能:转移酶尤其是丙氨酸转移酶(ALT)是肝细胞损伤的敏感标志;血清总蛋白分白蛋白和球蛋白,白蛋白下降提示肝细胞损害,慢性肝炎、肝硬化时常出现白蛋白减少而球蛋白增加,白蛋白/球蛋白(A/G)比例倒置。

(3)B超检查:此项检查可以得知肝脏有无逐渐缩小,脾脏有无逐渐增大。B超检查需要动态观察才有更大的意义,即前后几次的肝、胆、脾 B 超结果相互对比才能发现问题。因此要提醒患者需妥善保管好每次 B 超检查报告单,以便于医生更好地进行对比工作。

乙肝五项各指标阳性含义

名称	简称	阳性	含义
乙肝表面抗原	HBsAg	+	提示感染了乙肝病毒,但不提示病毒复制及传染性
乙肝表面抗体	HBsAb	+	表示有保护性抗体,对乙肝有免疫力,注射乙肝疫苗及自然感染痊愈后都可产生乙肝表面抗体
乙肝 e 抗原	HBeAg	+	是乙肝病毒复制的指标,提示有传染性
乙肝 e 抗体	HBeAb	+	一般情况下提示乙肝病毒低复制或不复制,少数情况下结合 DNA 检测明确是否存在病毒变异
乙肝核心抗体	HBcAb	+	提示感染过乙肝
乙肝核心抗体－IgM	HBcAb－IgM	+	提示病毒复制

(4)乙肝病毒 DNA 检测:乙肝病毒 DNA 代表乙肝病毒脱氧核糖核酸,是最新乙肝检测手段。它的临床意义是要了解乙肝病毒在体内存在的数量;病毒是否在复制;患者是否会传染给他人、传染性有多强;是否有必要服药控制;肝功能异常改变是否由病毒引起,以及判断患者适合用哪类抗病毒药物并判断药物治疗的疗效等等。

(5)甲胎蛋白(AFP):此项是检查肝癌标志物的。甲胎蛋白在 B 超、CT、磁共振成像没发现肝脏肿块之前就可以明显升高,可以超早期发现原发性肝癌,这是医学界目前公认超早期发现原发性肝癌最有效的方法,也是一项成熟的技术。对慢性肝炎、肝硬化、脂肪肝、腹水、肝癌都有一定的提示和诊断作用。

以上结果应该由专业医生综合分析,不要盲目猜测。

误区 37. 不了解各式各样"两对半"组合的意义

"乙肝两对半"检测常见的结果有以下几种情况,其意义有所不同,对策自然也不一样。

乙肝"两对半"大致反映了身体里乙肝病毒感染的情况,要想全面了解感染的情况,要配合乙肝病毒 DNA 的检测。"大三阳"、"小三阳"在一次体检中,当检验数据高于或低于参考值时,有时有确诊价值,有时可能只是一个警讯。所以,应进一步查清异常数据的真正意义,到医院做进一步的确定诊断和治疗。

HBsAg	HBsAb	HBeAg	HBeAb	HBcAb	含 义
—	—	—	—	—	未感染过乙肝病毒,无抵抗力,应接种疫苗,避免感染
+	—	+	—	+	俗称"大三阳",正在感染,病毒复制可能较活跃(具体判断需依靠乙肝病毒 DNA 定量检测),传染性较强
+	—	—	+	+	俗称"小三阳",是急性乙肝病毒感染趋向恢复或是慢性乙肝病毒的现症感染者,病毒复制可能比较低(具体判断需依靠乙肝病毒 DNA 定量检测),传染性较低
+	—	—	—	+	为急性乙肝感染恢复期的 e 抗原血清转换窗口期,或是慢性乙肝患者。此期病毒复制力较低,传染性也比较低

HBsAg	HBsAb	HBeAg	HBeAb	HBcAb	含 义
—	+	—	—	—	多数是注射过疫苗产生免疫力的表现；或是既往感染过乙肝病毒，但病毒已经被清除，并对乙肝病毒感染已经有了抵抗力，不会再感染乙肝病毒
—	+	—	—/+	+	既往感染过乙肝病毒，但现在病毒已被清除，一般认为不是乙肝病毒的现症感染状态，而且对乙肝病毒的再感染有抵抗力
—	—	—	—/+	+	既可能是乙肝病毒现症感染的表现，也可能是感染乙肝病毒后处于恢复期的状态。需3～6个月复查一次"乙肝两对半"，及时了解血清标志转换的情况，尝试乙肝疫苗接种

误区 38. 怀疑自己感染了乙肝病毒，盲目检查

有的人怀疑自己感染了乙肝病毒，就盲目进行检查，根本不知道应该做哪些检查。有不少患者认为，检查项目越多、越细、越频繁越好。其实不然。乙肝患者应定期到医院进行肝功能与乙肝病毒DNA检查，但是检查过于频繁对治疗也没有更大的意义，反而浪费金钱。例如乙肝病毒携带者每隔1～2个月就做一次B超检查，这么短的时间内，肝脏组织不会发生多大变化，检查没有必要进行。

实际上，如果怀疑感染乙肝病毒，只要检查乙肝表面抗原、e抗原即可明确，如果表面抗原、e抗原阳性，则肯定有乙肝病毒感染，需

要进一步检查肝功、乙肝病毒 DNA、e 抗原定量、B 超等检查；如果表面抗原阳性，但 e 抗原阴性，则需要进一步检查乙肝病毒 DNA，如果乙肝病毒 DNA 高于 1000 拷贝/毫升（或 200 单位/毫升），也需要进一步做上述检查。

乙肝病毒指标多达 20 多种（包括乙肝病毒基因分型和基因变异等），肝纤维化指标 5 项，肝功系列 10 余项，反映免疫功能指标 10 余项，蛋白电泳，血常规，B 超及 CT 等影像学检查；住院患者入院时还需要常规检查艾滋病、性病等指标，以防某些疾病发生了院外感染。如果要把这些项目都做一遍的话需要几千元。其实，不是每一个患者都需要将这些指标作一遍的，也不是患者每次复诊都要重新检查一遍，而是应根据每个患者的实际情况选择必须进行的检查。一般来说，如果患者没有进行特殊的抗病毒治疗，就没有必要频繁检查乙肝病毒指标和病毒变异指标。有效遏制过度诊疗的关键在于规范和优化乙肝的诊断治疗方案，其中包括如何对待乙肝病毒携带者，如何检测和随访，如何科学合理使用治疗乙肝有效药物等，同时标准应该尽可能细化，建议应严格按《中国慢性乙肝防治指南》规范乙肝检查与治疗是避免过度、盲目治疗的最有效的办法。

误区 39. 乙型病毒 DNA 检测并不重要

有的患者看重其他检查，而忽视乙肝病毒 DNA 检测，这是不正确的。

乙肝病毒 DNA 检测是反映乙肝病毒核酸水平、感染状态、传染性及治疗效果评定的金指标。在乙肝患者临床检验中，DNA 阳性常提示血液中病毒含量高，复制活跃，传染性强，且传染性的大小与数值成正比；DNA 检测阴性常提示血液中病毒含量低，病毒复制缓慢或停止复制，传染性弱。但是需要强调的一点是：乙肝病毒 DNA 载量的高低并不代表肝脏实际损伤的程度，也不能因此说明病情的严重程度。

乙肝病毒 DNA 检测对病情的诊断、治疗和用药上起着关键性的作用，尤其在乙肝抗病毒治疗上，可根据检查结果判断和选择乙肝患者适宜的抗病毒药物种类，并制定适宜的最佳治疗方案；可根据乙肝病毒 DNA 量的动态变化对患者用药的剂量、时间及是否需要联合用药等提供重要的参考依据。

乙肝病毒 DNA 检测在评价和观察抗病毒药物治疗的疗效、免疫增强药物的疗效及判定预后效果方面也是一个重要的参考指标，根据检测结果可结合影像学检查、肝功能检查等来综合判断肝脏的损伤程度和病情的轻重缓急。因此，提醒乙肝患者：即使乙肝病毒转阴的乙肝患者也需定期检测乙肝病毒 DNA，以便了解病情及预后情况。

乙肝病毒 DNA 的临床意义在于反映病毒的复制情况，其阳性证明乙肝病毒不仅存在，而且在人体内复制。且病毒活性越高，复制量越大。但病毒活性高，不一定与疾病严重程度有关。一般不是每位患者都需要测它。它主要用于监测抗病毒药物的临床治疗效果。其次，对于临床一些疑难情况，如仅有乙肝核心抗体阳性而无法确定临床意义，它可有辅助价值。

(1)判断体内病毒复制的活跃程度，了解患者传染性的高低。目前多数医院乙肝病毒 DNA 定量检测的正常值是小于 10^3 拷贝/毫升，低于上述数值，表明体内乙肝病毒的复制水平很低，携带者的传染性很小。定量水平越高，病毒的复制程度就越高，传染性也越大。

(2)了解抗病毒治疗的效果。在乙肝抗病毒治疗方面，专家们有个基本的共识，就是乙肝病毒 DNA 定量水平在 $10^4 \sim 10^7$ 拷贝/毫升之间，伴丙氨酸转移酶水平在正常的 1.5～10 倍之间的情况下，抗病毒治疗可以获得较好的治疗效果。

误区 40. 不知晓乙肝病毒 DNA 检测时应注意什么

无论是乙肝"大三阳"还是"小三阳"的患者,乙肝病毒 DNA 检查可以给患者体内的乙肝病毒作出一个"量"的评价,以判断病情好坏,对症治疗。

世界上任何生物都是依靠自身的 DNA 来复制后代的,乙肝病毒也一样。乙肝病毒 DNA 侵犯肝细胞后,控制从复制、装备到释放病毒的全过程,乙肝病毒 DNA 阳性说明体内有活性病毒的复制。目前医学界普遍认为抗病毒治疗是乙肝治疗的关键,乙肝病毒载量的高低影响着病情的发展,与后期可能发生肝硬化、肝癌之间有着密切的关系。

乙肝病毒 DNA 在乙肝病程中起到了一个主要的作用,没它也就没有乙肝了。乙肝病毒 DNA 的检测一般有两种,一种是定性检测,即阳性或阴性,另一种是病毒在体内的病毒载量,决定了病毒复制的高低,也就是病毒在体内浓度的高低。病毒载量高可能传染性就大,引起肝脏功能代谢波动的可能性就比较大。

一般来说,患者的具体情况不太一样,如果在病毒活动期,检测需要勤一些,如 1~2 个月检测一次;如果在病毒耐受期,病情相对稳定,可 3~6 个月检测一次。在进行抗病毒治疗的过程中,也需要定期检测乙肝病毒 DNA,至少 3 个月查一次。

临床上,乙肝病毒 DNA 检测的目的主要是判断目前患者乙肝病毒复制程度和传染性,尤其在判断乙肝的转归、用药前后疗效等方面具有很重要的作用。现在基因检测技术已经广泛应用于临床。

乙肝病毒 DNA 水平高,通常反映了患者的乙肝病毒载量高,传染性就比较高,也意味着病情不稳定。一般来说,病毒载量 $>10^5$ 拷贝/毫升是需要治疗的。但这也要分两种情况,如果是处于肝炎的活动期,转移酶高,就要抗病毒治疗;如果肝功正常,需要肝脏穿刺检查和肝脏的活检。同样,DNA转阴并不能说明乙肝病毒已经彻底清除了,只能说目前抑制了乙肝病毒的复制。

乙肝病毒DNA检查的价位,由于受医院差别、地域和检测设备等因素的影响,检查费用也会有所不同。

误区 41. 乙肝只分"大、小三阳"

大众认为乙肝只有"大三阳"和"小三阳"的想法很大程度上与现在一些不良的乙肝治疗广告有关,其中把治疗乙肝说成是治疗"大三阳"和"小三阳",所以使大家产生误解。严格地说,"大三阳"和"小三阳"对乙肝的划分并不十分科学。

一般认为,"大三阳"表示病毒复制活跃,常同时伴有乙肝病毒DNA阳性,说明具有较强的传染性,同时演变成慢性乙肝的可能性也比较大。"小三阳"表示病毒已基本停止复制或复制水平较低,传染性比"大三阳"小,若乙肝病毒DNA阴性,则基本不再具有传染性。近年来发现部分"小三阳"患者血清中乙肝病毒DNA阳性,同样具有传染性,证明是乙肝病毒出现了变异株。

其实临床上乙肝只大体划分为急性肝炎、慢性肝炎、重型肝炎、淤胆型肝炎及肝炎肝硬化。其中,慢性乙肝临床诊断分轻、中、重三度,肝硬化可分为代偿和失代偿两类。许多医生也习惯将慢性乙肝分为e抗原阳性和e抗原阴性两类,以区别病毒复制的高低和传染性的强弱,e抗原阳性者病毒复制高、传染性强。许多肝功能正常的感染者(表面抗原阳性)不能称为乙肝患者,只能称其为携带者,这些携带者可以是e抗原阳性(俗称"大三阳",传染性强)也可是e抗原阴性(传染性弱)。有相当部分的患者还可表现为隐匿性慢性乙肝,表现为临床症状及肝功能损害轻或无的患者,甚至病毒复制的指标也不太高。只有当"大三阳"、"小三阳"伴有转移酶异常才诊断为乙肝。

误区 42. 不知晓"大、小三阳"的临床意义

"大三阳"的意义如何呢? 在误区 37 中不难看出"大三阳"的含意是有肯定的乙肝病毒现症感染,病毒正在活跃复制,病毒数量较多,传染性相对较强。

应当指出的是,"大三阳"只能说明体内病毒的情况,而不能说明肝功能的情况,不能说明肝损害的严重程度。有人误以为"大三阳"就是肝损害很重的意思,这是错误的。肝损害的严重程度只能通过化验肝功能,作 B 超等检查来确定,而与病毒指标的某一项或几项阳性没有必然的联系。

"小三阳"的意义如何呢?"小三阳"意味着体内有病毒的存在,但自身的免疫功能具有控制病毒不在体内大量复制的能力,因此传染性也相对的较弱。但是人体免疫力长期处于战斗状态又没有足够消灭病毒的免疫力会导致免疫功能紊乱易形成细胞突变(肝癌)。在自身免疫力低下时,病毒也会大量复制(向大三阳转换使病情加重),当自身免疫功能获得提高时也可能会自然转阴。

一直以来,医学界都以为"小三阳"患者只是体内带有病毒,但不会传染他人,不会伤害肝脏,也不会影响正常生活,可以不用治疗;一般群众也多不把"小三阳"当回事。但据最新医学资料显示,如果属于转移酶高,病毒活跃的"活动性小三阳"就得治疗。否则,肝脏会朝纤维化——肝硬化——肝癌的方向发展。

包括医生和一般患者都认为,"小三阳"病情比"大三阳"轻,"小三阳"病情稳定,传染性小,基本无需治疗。但事实上,与"大三阳"患者相比,"小三阳"患者群体年龄偏大(平均大 10 岁),肝脏炎症及纤维化、肝硬化程度更重,这是多次肝损害累积的结果。

误区 43. "大三阳"更严重

"大三阳"、"小三阳"现在普遍存在的一个对乙肝认识误区就是"大三阳"患者病情重,其实"大、小三阳"与病情轻重并无对应关系,"大三阳"患者可能终身只是携带病毒,始终不发病,"小三阳"患者却可能得肝硬化,甚至肝癌。

"大三阳"、"小三阳"患者往往定期只是检查"两对半",一看结果是"小三阳"就放心了。但实际上,有可能发展到肝硬化了还是"小三阳",肝功能严重损害的人不一定是"大三阳"。临床上如果"小三阳"是由于病毒发生变异引起来的,反而更容易肝功能不正常,加重病情。有一种说法认为"小三阳"更容易引起肝硬化,指的就是这种变异病毒引起的"小三阳"。所以,定期复查,一定要检查肝功能、两对半、乙肝病毒 DNA,肝胆彩超这四项基本的检查,才能知道病情有没有变化,有没有加重。因此,无论"大三阳"还是"小三阳",只是反映人体内携带病毒的状况,均不能反映肝脏功能的正常与否,因此不能用来判断病情的轻重。

误区 44. 不知晓反映"小三阳"病情变化的指标

"小三阳"有两种情况,一种是健康携带,另一种是乙肝病毒DNA 是阳性的,肝功波动。后者属异型乙肝,"大三阳"受全社会重视,因为这种乙肝患者存在有基因变异,"小三阳"它的发展严重性比"大三阳"严重。怎么界定"小三阳"指标呢?第一还需要查乙肝病毒DNA 的定量,同时把肝功系列查一下,让医生很好判断一下这个乙肝到底是健康携带状态呢,还是属于变异以后引起的。

对待"小三阳"患者,有三种情况需要分清楚:

(1)DNA 检测呈阴性,肝功能、B 超等均长期正常,说明病毒已不复制,无传染性,无需隔离与治疗。这种情况约占"小三阳"患者总数的 60％～70％,目前,国内外尚无进一步治疗的方法。

(2)乙肝病毒 DNA 低水平复制,肝功能正常或轻度异常,称为慢性乙肝病毒残留期。这种情况约占"小三阳"患者总数的 20％,目前国内对此种患者最容易忽视,如果不积极治疗,任其发展,可导致肝硬化、肝癌。

(3)最严重的是乙肝病毒 DNA 高水平复制,肝功能不正常,称为"e 抗原阴性的慢性乙肝"。这种情况约占"小三阳"患者总数的 10％,它的特点是病毒复制活跃,传染性强,这种"小三阳"反而比"大三阳"严重,其转化为肝硬化、肝癌的概率更高。

误区 45. 不知晓自己是否患有乙肝

许多人对自己由于各种其他原因,造成的身体不适而怀疑自己感染了乙肝病毒。是否有简单的方法可以自己进行辨别呢?

(1)有接触史:如输入不洁血液,包括血浆、白蛋白、人血或胎盘球蛋白等,有过不洁的性行为,或用过消毒不严格的医疗卫生器具。

(2)有乙肝的临床症状:乏力,食欲减退,恶心,厌油腻,腹泻及腹胀,部分病例有黄疸发热。

(3)化验结果异常:肝功能异常,血清乙肝表面抗原,乙肝病毒 DNA 阳性。

误区 46. 不同病情乙肝患者的检查无需对号入座

有人认为,不同病情乙肝患者的检查无需对号入座。事实上,不同情况的乙肝患者需要做哪些检查和治疗,这主要依肝功能正常与否的情况来决定。同时,也得参考乙肝病毒 DNA 的检测结果来做进一步的细分。

例如对乙肝患者来说,检测 DNA 是最常见的一个项目。测定 DNA 是判断乙肝病毒有无复制、传染的可靠指标。目前,测定 DNA 有两种方法,一种是定性测定,即测定结果以阴性、阳性来表示。 DNA 阴性,说明 DNA 目前没有活动,没有复制,处在相对静止期。 DNA 阳性反映乙肝病毒复制活跃,并有显著的传染性。另一种是定量测定,它比定性测定更进了一步,可以具体了解乙肝病毒数量的多少,这对观察病情变化和治疗效果都很有帮助。

误区 47. 乙肝病毒 DNA 越高,病情越严重

有不少患者认为,乙肝病毒 DNA 越高,病情越严重。其实不然。

乙肝病毒本身不引起肝细胞病变,感染的肝细胞仍然是长寿的,半衰期 6～12 个月或更长。乙肝病情轻重取决于很多因素,例如患者的免疫状态、遗传因素、病毒的变异等,病毒数量多少不是病情演变的决定因素。

乙肝病毒 DNA 就是使乙肝病毒能复制出新的病毒的遗传物质,它的定量数值只能说明游离在血液中病毒的含量,而病毒多少、含量高低与病情严重程度没有直接关系。例如绝大多数无症状乙肝病毒携带者,尤其是少年儿童患者,乙肝病毒 DNA 检测都为阳性,乙肝病毒处于高复制状态,而他们的病情十分轻微,肝穿结果显示,他们的肝组织仅为轻度的非特异性炎症改变;而大多数肝硬化或肝癌患者由于长期的病变,病毒已不复制,乙肝病毒 DNA 检测多为阴性,而病情却十分严重。因此,乙肝病毒 DNA 定量不能说明病情轻重。

还有不少患者认为,肝硬化和肝癌是由于乙肝病毒长期直接毒害导致的。其实乙肝病毒本身并不会直接引起肝脏损伤,肝细胞的破坏实际上是由于乙肝病毒持续复制,刺激机体产生持续免疫应答,

从而造成更多的肝细胞破坏,时间久了正常的肝组织还会被纤维化的瘢痕组织所替代,当纤维化非常严重并广泛存在时,就会出现肝硬化。所以,阻断乙肝病毒的持续复制是防止肝炎向肝癌和肝硬化发展的根本。

知识窗

乙肝病情严重程度需通过哪些检测?

乙肝病毒DNA检查只是病毒复制的参考,乙肝病毒DNA高,说明病毒复制活跃,传染性强,不是病情很严重的代表,而乙肝病情严重程度必须通过检测肝功系列指标确定,这些指标包括:转移酶、胆碱酯酶、胆红素、白蛋白、凝血酶原活动度、转肽酶、蛋白电泳等,其中凝血酶原活动度、白蛋白、胆碱酯酶数值越低,说明病情越严重。

误区 48. 乙肝患者对于肝纤维四项的检查缺乏重视

有些慢性乙肝患者往往不重视肝纤维化的相关检查。这是错误的。

慢性乙肝的患者经过治疗以后,虽然乙肝病毒DNA转阴,肝功能也完全正常,甚至于表面抗原也已经转阴,但是如果肝纤维四项检查始终不正常,也必须进行治疗。这是因为肝脏发生慢性炎症后的肝脏纤维化的自分泌系统被激活的缘故。病毒即使被清除,肝脏纤维化的进程还在继续,如果不治疗,仍然可以发展到肝硬化阶段。

误区 49. 过分惧怕"肝穿"延误病情

"肝穿"检查对一些患者非常重要。需要指出的是并不是所有治疗的患者都需要做肝穿刺,肝穿刺最主要的目的之一是保护患者。为什么这么说呢?因为医生再给慢性肝病患者治疗前必须正确评估患者肝脏疾病的严重程度,而肝脏是沉默的器官,肝炎病毒是隐形杀手,这就决定了目前的抽血检查对一些患者疾病的严重性难做出正确判断。"肝穿"作为一种医疗操作,存在一定的风险,不能保证100%安全,但客观地讲,"肝穿"的风险是极低的,真正发生并发症的只是极个别患者。

乙肝的治疗误区

误区 50. 治疗乙肝不太难

不少乙肝患者，认为乙肝和其他小病一样，吃点药便很快就好了。这个观点是不正确的。实际上许多患者在治疗上花费了大量的时间和钱物，但疗效并不明显。那么，乙肝为什么如此难治呢？

主要原因有以下几个方面：

（1）病毒多处存在。乙肝病毒为泛嗜性病毒，可在肝脏、胆管上皮细胞、胰腺、淋巴细胞等组织和细胞中存在和复制。抗病毒药物较易清除血中的乙肝病毒，而组织细胞中的乙肝病毒乙肝病毒则不易被清除或清除较晚，成为复发的重要原因。

（2）免疫耐受。母婴垂直传播与婴幼儿水平传播为我国乙肝的主要感染特点。婴幼儿的机体免疫系统发育与乙肝病毒感染、复制相伴随，待免疫系统成熟后，会误将乙肝病毒认为是自身成分而难以发挥排斥清除反应。这是我国慢性乙肝难治疗的重要原因。

（3）基因整合。早期感染上乙肝病毒后，由于免疫耐受，常无症状表现，至成年期发现而开始治疗时，中间往往已间隔了十余年，乙肝病毒 DNA 早已发生了多处基因整合。此时治疗，即使血清中乙肝病毒多项指标，如"两对半"中的 e 抗原等下降或消失，细胞内整合的病毒基因仍可在停药后复制、表达，造成反跳、复发。这是造成乙肝难治的又一重要原因。

（4）基因变异。传统上认为，病毒转阴（如"大三阳"转为"小三阳"）是病毒复制减弱、传染性降低、病情好转的标志。但最新研究表明，即使"大三阳"转为"小三阳"，只要乙肝病毒 DNA 为阳性，就可能预示着乙肝病毒已发生变异。这种变异说明，病毒仍复制活跃，仍有传染性。而且 e 抗原不能表达，表示病毒不易被清除，易致慢性化发展。更糟的是，这种变异株对抗病毒治疗不敏感，表现为复发率高、远期疗效不佳。

以上所讲的主要是慢性乙肝难治的一些客观因素，另外还有不少的主观因素在很大程度上影响了疗效。如：①对象选择不合适。许多患者不属于抗病毒治疗的范围（如慢性病毒携带者、中晚期的肝硬化患者等），却硬要使用干扰素治疗，非但难以取得疗效，反而容易造成不良反应。②用药方案不正确。一些患者虽然属于抗病毒治疗的范围，但是所选用的抗病毒治疗药物及剂量、疗程却不正确，临床上也难以奏效。例如，我国乙肝患者对于 α-干扰素的合适剂量应为500～1000 万单位，疗程为半年至 1 年，但是却很少有患者照此进行。③滥用和乱用药物。有的患者四处求医，今天用西药，明天用中药，再加上名目繁多的广告，更让他们无所适从。滥用药物的结果只能使肝病本身雪上加霜，后果更惨。

那么，乙肝到底该怎样治疗呢？正确的答案是：药物＋休闲＋心理，三联综合治疗。指导原则是：立足于长期的肝功稳定，而不是刻意追求病毒阴转；自我调控、调理为主，药物治疗为辅。我们相信，伴随着乙肝基础研究的进一步深入，人类攻克这一顽症已为期不远。

误区 51. 治疗慢性乙肝的最终目标不明确

一般认为，治疗慢性乙型肝炎的最终目标为："最大限度地长期抑制或清除乙肝病毒，以减轻肝细胞炎症、坏死、及肝纤维化，目的是延缓和阻止乙肝向肝硬化和肝癌等严重并发症发展"。这段话容易使人产生误解，以为治疗慢性乙型肝炎的最终目标就是要最大限度地长期抑制或清除乙肝病毒，所以，有些乙肝病毒携带者就找到医生说："医生，我的乙肝病毒非常高，请赶快用药把它控制住吧！"而实际上乙肝病毒携带者是不适宜进行抗病毒治疗的。

准确的讲,治疗慢性乙型肝炎的真正最终目标是后面那一句:"延缓和阻止乙肝向肝硬化和肝癌等严重并发症发展",而"最大限度地抑制或清除乙肝病毒"只是我们为达到这一目标所采取的手段和措施,通过抗病毒治疗的方法可以"减轻肝细胞炎症、坏死及肝纤维化",最终达到"延缓和阻止乙肝向肝硬化和肝癌等严重并发症发展"的目标。

有不少慢性乙肝患者迫切希望医生能将体内的病毒完全清除,也就是常说的"阳"转"阴"。事实上,到现在为止,还并没有一种有效的治疗办法能达到清除病毒的目的,众多广告的宣传多数属夸大疗效,因此,慢性乙肝患者要正确面对目前医学上的局限,理性对待自己的疾病。众所周知,乙肝病毒感染可导致肝硬化及肝癌的发生,坚持正确的抗病毒治疗是预防肝硬化及肝癌的最有效办法。但现实生活中,了解抗病毒治疗的乙肝患者并不多,能接受抗病毒治疗的患者就更少,不少患者听信广告,花费巨大但受益甚少,希望乙肝患者能到正规的医疗机构接受正确的治疗。

那么乙肝患者应该怎样治疗呢?

首先,应树立正确的治疗目标。

国际医学界对慢性乙肝的抗病毒治疗目标有一个形象的比喻:乙肝病毒DNA转阴是"铜牌",乙肝病毒e抗原转阴,并有可能出现抗体是"银牌",乙肝病毒表面抗原转阴是"金牌"。乙肝治疗摘"金"非常难,大约只有0.1%~1%的患者有可能病毒表面抗原转阴。现实生活中由于面临多重压力,许多乙肝患者渴望能回到正常的生活、工作状态,于是他们急于追求"转阴"频换疗法,或不坚持治疗,擅自停药。乙肝患者应该建立理性的远期治疗目标,立足长远,重视初治。初治时机对慢性乙肝治疗非常重要,最好从一开始就选择具有强效抑制病毒且耐药率低的治疗方案。

其次,选择科学合理的方案治疗乙肝事半功倍

乙肝治疗应及时、全面,同时应根据不同病理阶段的分型随症而

治,只有这样才能有效杀灭病毒的危害、遏制乙肝病毒的变异复制。乙肝病毒进入肝细胞后,影响人体不同的机制并发生特殊的应急反应,出现不同的病理特征。所以在治疗中应该"同而有别,同中有异,应因人而异"。只有根据当前病理特点确定科学治疗方案,才能避免对肝细胞的进一步损害,有效遏制乙肝病毒的复制,杜绝肝硬化、肝癌的出现。

误区 52. 治疗乙肝的目标就是"阳转阴"

在不少乙肝患者,甚至于医务工作者的心目中,乙肝治疗的根本目的就是让病毒指标转阴,即所谓的"大三阳"、"小三阳"全部转阴,误以为只要病毒指标转阴了,乙肝才算是治好了。

这一误解带来了许多问题:患者四处奔波,求医问药,寻求转阴良方,多方治疗后,病毒指标依旧纹丝不动,令患者深感失望;有的患者几经努力,耗财费力,终于看到了1~2项指标转阴,高兴了没几天,又再次转阳,这可如何是好? 只好硬着头皮,展开新一轮的转阴治疗,年复一年,毫无改变;有的患者经过治疗,"大三阳"确实转为了"小三阳",照理来说,病情应该好转,但是,事实却相反,病情进一步恶化,怎么会这样? 有的患者反复用药、有的未经特殊治疗,也会出现乙肝病毒指标的阴转,最常见的是"大三阳"转为"小三阳"或是"小二阳"(即表面抗原和核心抗体阳性),有时甚至于转为e抗体和核心抗体阳性,但是病毒指标虽然转阴了,病情却越来越严重,具体表现为:疲乏劳累、腹胀纳差、面色萎黄或黧黑、肝掌、蜘蛛痣明显,肝功损害加剧、转移酶、黄疸反复升高、白蛋白明显下降、球蛋白上升,凝血机制恶化;影像学检查提示病情向严重方面演变。如果遇到这种情况,说明上述病毒阴转带来了不良后果,这些阴转大都是病毒变异造成。

病毒变异本身说明病毒是一种适应性极强的、生命力顽强的生物体,它并非那么容易就被消灭。乙肝病毒前 C 区基因变异是最常见的一种变异,变异后,使乙肝病毒 e 抗原不能产生,以致检查 e 抗原为阴性,但它并不代表病毒复制的减轻或消失,病毒复制依然在暗中进行,使病情迁延不愈,容易发生肝硬化,甚至于发生爆发性肝坏死。另外,乙肝病毒的 S 基因区也可发生变异,其编码的乙肝表面抗原不能产生或表达,患者可出现表面抗原检查阴性,这在过去看来,是乙肝根本治愈的标志,而实际不然,它不仅导致医生的误判,还是导致乙肝疫苗接种失败的原因。越来越多的科学研究表明:携带病毒时间越长,病毒越容易发生变异;用药治疗时间越长,用药种类越多,病毒越易发生变异。目前发现我国肝炎肝硬化患者"小三阳"的情况远远多于"大三阳"。

乙肝病毒存在或复制的方式是多种多样的,并非一成不变的,病毒表现形式常常是变化的,有时是"大三阳",有时有可能是"小三阳",即便是不用药治疗,病毒指标也会不断变化,药物的干预或治疗作用,往往和病毒的自然转阴相混淆,这给临床研究带来相当大的困难,但是这些难点和疑点很可能都被社会上各种形形色色的"肝病诊所"、"肝病专家"、"江湖游医"所利用,他们利用各种手段(广告、小报、广播等等)编织出一个能够迅速转阴的神话,设下一个"美丽的陷阱",诱使广大患者上钩。因此,不能盲目相信乙肝"阳转阴"是康复的指标。

误区 53. 治疗乙肝无需掌握原则

有人认为,治疗乙肝无需掌握原则,其实不然。科学治疗乙肝一定要掌握八个原则。

(1)选择正规医院,科学规范治疗:选择大型专科的肝病医院接受正规治疗。在接受药物治疗时应遵医嘱,坚持按时服药。如果不按时服药会影响疗效,也会增加药物的不良反应,抗病毒药物还容易引起耐药现象的发生。另外乙肝患者不能自行停药、间断服药、隔日服药,或未发现病毒耐药而自行换药,这些不规范抗病毒治疗会导致乙肝治疗效果大大降低。

(2)重视首次治疗,选择好疗法:临床乙肝治疗过程中,很多慢性乙肝之所以治疗困难,除了乙肝疾病本身存在的治疗难度以外,与患者不当的首次治疗有着很大的关系。乙肝患者应根据病情的不同而采取不同的乙肝治疗方法,因人而异,辨证施治。选择性应用口服药物降病毒的同时联合注射增强机体免疫力,促进药物吸收的针剂方法治疗。该方法的优势在于针对患者病情采取针对性的指导方案,保证做到一人一方,是保证乙肝患者初始治疗的成功的好疗法。

(3)积极治疗,关注病情:乙肝一定要早发现早治疗,切勿讳疾忌医,以免耽误病情。乙肝患者一旦出现黄疸,就说明肝脏有明显炎症,甚至有肝细胞坏死。肝细胞坏死越明显,黄疸就会越深。黄疸加深是肝细胞功能障碍严重程度的标志之一。如果患者尿色逐渐加深,巩膜、皮肤黄染由橘黄色变为金黄色或棕黑黄色,说明肝细胞功能衰竭,预示病情严重。因此当乙肝患者出现深度黄疸时,应警惕由于大片肝细胞坏死而导致重型肝炎的可能性。

(4)结合治疗效果,调整治疗方法:乙肝治疗过程中,患者的病毒DNA水平为重要的参考依据,来评价一段时间内的治疗效果。如果治疗一段时间之后发现乙肝病毒载量很低,那么可以预料出现耐药的可能性不大,否则表示治疗方案并不理想,应该考虑调整治疗策略。一般来说,乙肝患者在进行抗病毒治疗三个月后,必须对抗病毒治疗的效果和患者对药物的敏感程度进行评价,然后确定下一阶段的治疗方法和药物选择。

(5)密切观察,防范耐药发生:西药抗病毒虽然有一定的效果,但是其缺点在于容易发生耐药性,导致病毒变异,而且用药时间越长,这种风险就越大。在治疗过程中乙肝病毒DNA下降迟缓的患者往往会较早发生耐药变异,需要医生进行仔细观察。此时有条件的就应进行病毒耐药变异的相关检测,并及时调整治疗方案。

(6)进行抗病毒治疗,要选对时间:肝病专家认为:乙肝病毒是乙肝的罪魁祸手,抗病毒治疗是乙肝最积极、最有效的治疗方法。可以说抗病毒治疗是慢性乙肝的根本治疗方法,其基本治疗目标是清除或永久抑制乙肝病毒的复制,降低致病性和传染性,消除或减轻肝脏的炎症和坏死。但是不是所有患者都需要立即进行抗病毒治疗,只有根据患者的病情发展确定最合适的抗病毒治疗时机,这样才能大大提高抗病毒治疗的效果。

(7)定时检查,了解肝脏指标变化:由于乙肝病症很多情况下比较隐匿,从患者病症表现根本察觉不出,这就需要通过检查才能辨明原因。在与乙肝病毒较量的过程中,很多治疗时间的确定、治疗效果评价、药物的选择、停药时间等问题也需要通过乙肝检查才能确定。患者在治疗痊愈后,还需要有一段时间的观察,通过复检确定治愈后的病情是否复发或是稳定,所以乙肝患者要重视检查,随时关注肝脏指标的变化状况。

(8)保持乐观,树立战胜病毒的信心:慢性乙肝治疗是一个长期的过程,治疗时间特别是抗病毒药物治疗的时间一般都比较长。而对于慢性乙肝患者来说则需要接受较长时间的治疗。乙肝患者应树立信心,坚持用药,保持良好的治疗心态,相信一定能够战胜病魔。

误区 54. 乙肝都能不治而愈

有些人认为,乙肝都能不治而愈的。这是不确切的。

虽然医学界认为慢性乙肝确实有 $1\% \sim 2\%$ 的自愈几率,现实中也确实有极少数的乙肝患者得到了痊愈,但是这种自愈率受到多方面的影响,并且随着感染时间的延长,病情的发展,年龄的增大,乙肝自愈率可能还会不断地降低。哪些方面会影响到乙肝的自愈呢?

(1)生活因素:乙肝朋友应该注意一些生活禁忌,比如饮酒、熬夜、过度劳累、喜食油炸、加工食品等,也不可盲目的用药和进补。上述因素做得越到位对病情的发展越有利,同时还应该适当多吃一些营养价值高,能增加抵抗力的水果、蔬菜等天然食物,这也有助于病情的康复。

(2)治疗因素:不能否认那些极少数自愈的乙肝朋友必然也有过治疗。虽然目前没有可以根治乙肝的药物(广告中一些保证多少多少治愈率的治疗机构是不是能达到这个保证,患者心里应该有数,多了解相关常识避免上当),但是正确的治疗方法是辅助乙肝自愈的必要条件,比如通过中药提高免疫力、降低或修复肝损害等,都是乙肝治疗的必要过程。尤其需要注意的是,乙肝患者千万不可乱服药物,在服药期间也不可私自停药,以免引起病情反弹、病毒变异耐药等情况的发生,增加治疗难度,而且一定要去正规医院接受治疗。

(3)心理因素:保持乐观情绪对乙肝患者康复有极积影响,快乐的心情可以促进人体的代谢、有利于有害物质的排出,一些抑郁、悲观的患者往往肝气郁结、面色差、症状明显、治疗效果差。

极少数的乙肝患者通过不断努力,自我节制,运用正确疗法及辅助治疗最终达到完全治愈。但是多数患者只能达到临床治愈,可以有效地防治乙肝向肝硬化、肝癌发展,降低或消除了乙肝的传染性,完全可以像正常人一样的工作生活。

误区 55. 乙肝是无法治疗的,治疗就是浪费钱

由于乙肝的难治性和治疗的长期性,使许多慢性乙肝患者产生了乙肝无法治疗的误解。部分患者由此放弃了积极的治疗态度,不随访,不治疗,结果发展为肝硬化甚至肝癌。事实上,近年来以抗病毒治疗为核心的乙肝治疗学已取得了很大进步,虽然尚难彻底消除病毒,但长期抑制病毒,可延缓疾病进展为肝硬化、肝癌。但目前有适应症的患者仅 19% 接受了抗病毒治疗,这除了与经济等因素有关

外,患者对乙肝治疗认知的缺陷也是一个重要方面。

有一些乙肝患者治疗了很久也没有治好,就丧失了信心。因此,他们经常问医生,乙肝治疗到底有没有用,治疗是不是浪费钱?事实上,任何疾病的治疗都不可能是百分之百有效。因此,一定要搞清楚治疗的目的。其实,目前乙肝治疗在医学界来讲还没有任何一种方法是可以"断根"的,就是说乙肝是一个很难治的病,但是难治不等于就不治了。

数年前说"慢性乙肝不可治"似乎还有几分道理,因为那时还没有抗乙肝病毒药物,主要用护肝、降酶等治标不治本的处理。可现在乙肝的治疗已经是今非昔比,迄今已开发出许多抗病毒新药,免疫调节药物、方法也越来越多,可以抑制和清除乙肝病毒,减少病毒对肝细胞破坏,延缓和终止肝硬化和肝癌发生,同时可使多项乙肝指标转阴。《中国慢性乙肝防治指南》中列出了多种疗效肯定的治疗乙肝药物和各药的疗效,显示出治愈率相当可观。所以,"征服乙肝不是不可能的",乙肝患者应尽早积极地加入治疗行列,使自己早日甩掉乙肝的帽子。

现在很多资料认为,治疗对患者来讲是非常有好处的。首先,控制了病毒以后,患者的肝功能基本正常。如果肝功能反复异常不治疗,很可能导致肝硬化;而经过治疗,发展为肝硬化的机会就能减少。其次,许多资料显示,慢性乙肝如果不治疗发展成肝癌的机会很大。所以乙肝的治疗目标是控制肝脏炎症,延缓其发展成肝硬化,或者阻止其向肝癌发展。再者,通过抗病毒治疗使患者的生活质量会提高。如果不治疗转移酶就会反复升高,意味着肝脏在不断地受到破坏,然后再不断地修复,患者会经常出现不适症状。美国的一项数据显示,一个乙肝患者如果不治疗,5 年之内发展成肝硬化的可能性是 12%～25%。所以治疗的真正目的并不是将乙肝病毒完全清除,而是控制乙肝不向肝硬化发展。

误区 56. 得了乙肝治不治都行

有些慢性乙肝大多无明显症状,能吃能睡,自我感觉良好,因此不积极求治。还有一部分患者认为现在没有特效药,因此不去治疗。

一般说来,活动性乙肝可进展至肝脏纤维化。若病情得不到进一步的控制,部分患者可发展至肝硬化与肝癌。其实虽然抗病毒治疗不能彻底清除病毒,但可以阻止病情的进一步恶化。重要的是在乙肝早期进行抗病毒治疗,延缓病程进展。

目前抗病毒治疗是全球唯一公认的,用于治疗慢性乙肝的正规治疗!我国《乙肝防治指南》里规定的很明确,治疗的总体目标就是长期持续的抑制乙肝病毒的复制,这样的话可以减轻肝脏的炎症,肝炎病变恢复,减少肝硬化、肝癌的发生,可以提高患者的生活质量,提高患者的生存期。一些感染了乙肝病毒的人,由于免疫系统激活不彻底,造成了肝细胞的破坏,却没有把病毒清除掉,其结果就变成了慢性肝炎,临床上的表现就是肝功能持续或反复的异常。这时,就是目前普遍认为的抗病毒治疗的契机。

这一时机具体是指,当慢性乙肝患者或乙肝病毒携带者出现肝功能持续或反复的异常,主要是丙氨酸转移酶升高到正常值上限的2倍以上时,就应该进行抗病毒治疗。这是因为,在病情活动时人体免疫系统处于和病毒斗争最为活跃的状态。这时,干扰素、拉米夫定、阿德福韦、恩替卡韦等抗病毒药物与机体的"自卫活动"能起到"里应外合"的作用,最大限度地取得抗病毒的疗效。抗病毒治疗的目标为抑制乙肝病毒复制,改善肝组织病变,防止肝硬化和肝癌的发生。

目前普遍认为,中药的抗病毒作用不明显,而且没有经过正规、科学的临床试验,所以现在临床多不采用中药进行抗病毒治疗!中药多用作保肝、护肝、治疗早期纤维化方面,而且保肝、护肝类药不宜长期服用。并且在服药期间要定期检查肝功、乙肝病毒 DNA 及"两对半"。

《慢性乙肝防治指南》指出:全球每年约 100 万人死于乙肝病毒所致的肝硬化、肝癌。因此,只要有乙肝病毒复制,就应该治疗。因为有乙肝病毒复制就会有肝细胞的破坏,早期可以无症状。但发展到一定时期就会有肝纤维化以致肝硬化甚至肝癌的危险。只要积极正规治疗,发展成肝硬化、肝癌的机会比不治疗的患者要少得多。所以乙肝患者应常给自己敲敲警钟,经常检查,及时治疗,对自己的肝负责,对自己的生命负责。

误区 57. 乙肝无症状或肝功能正常就不用治疗

有很多人认为,自己的乙肝没有症状就无需治疗,这个是一个很大的错误。肝脏默默地忍受乙肝的肆虐,只有在它无法承受的时候,才会表现出症状。我们常常见到一些看似很"健康"的患者,一旦发病便一病不起,这就是典型的表现。因而不管如何,一旦发现乙肝感染,一定要定期检查肝功指标,通过定期监测转移酶了解是否有肝炎活动,如果肝炎活动反复超过半年,病毒仍未消除,就需要考虑抗病毒治疗的必要性。因此,一定要依据具体的化验结果来判断是否需要治疗。没有症状并不代表目前的肝功能和 B 超也正常,如果出现了肝功能异常或 B 超提示有肝纤维化甚至肝硬化那就需积极治疗。即便肝功能正常的部分患者目前经过肝穿刺证实也存在病情的进展甚至已经出现了肝纤维化。病情得不到控制,部分患者可发展至肝硬化与肝癌。

慢性乙肝患者在病程中一般会有疲倦乏力、食欲不振、恶心及肝区不适等临床症状,同时伴有化验指标的异常。但仍有很大一批人没有任何自觉症状,生活工作不受影响,甚至有些患者在体检时发现化验不正常时,才知道自己患了乙肝。这样的患者用不用治疗呢?

从病理、生理来讲,乙肝病毒侵入肝脏后大量复制,感染肝细胞,引起机体免疫反应,形成局部炎症坏死,造成肝功损害。但肝脏是个代偿能力很强的器官,小范围的炎症及坏死不会影响整体的功能,所以很多患者不会感到不适及相关症状。而事实上,慢性乙肝的病情发展正是由于这种乙肝病毒引起的反复的炎症再修复的过程而逐渐演变为肝纤维化、肝硬化,直至不可逆的病情。到这一阶段,任何治疗已回天乏术了。

一部分乙肝患者,当肝功能受损轻微时,如丙氨酸转移酶、总胆红素高于正常几个或几十个指标,引不起足够的重视,不抓紧治疗,认为无关紧要。其实这时正是治疗的好时机,此时肝细胞已经有明显的炎性改变、坏死,只是相对受损程度轻,住院治疗效果好,用药后恢复快,花钱少,预后好。一旦肝功能受损严重,提示肝细胞大面积坏死,此时治疗恢复慢,花钱多,甚至治疗失败,导致死亡。很多慢性乙肝患者后悔没有抓紧治疗。还有患者早期发现肝炎后,总在门诊治疗,走过许多医院,用过很多药物,但病情反反复复,持续一年至几年,总认为有一天乙肝能好,其实,这种患者,病情在逐渐加重,治疗越来越困难,应该立即住院,进行规范的治疗,才能缓解肝炎的进展。因此,建议乙肝患者有病早治,把疾病消灭在萌芽状态,这样疗效好,花钱少,病毒标志物表面抗原、e 抗原、乙肝病毒 DNA 阴转几率大,很少造成慢性过程,才能达到事半功倍的效果。

目前许多乙肝患者是否需要治疗,肝功能正常与否是采取治疗的一个很重要的依据。那么,肝功能正常真的是说明肝细胞没有病变吗?乙肝患者肝功能正常有两种可能:第一种是乙肝病毒携带者。这类患者只是乙肝病毒的宿主,而他们的肝脏并没有明显损伤或损伤很轻微。他们虽然终身带有乙肝病毒,但不会发展为肝硬化。另一种是肝脏有一定损伤的患者,但由于肝脏的代偿能力很强,肝损伤在一定程度内是不会引起明显的自觉症状或肝功异常的。由于这类患者的肝脏不断有损伤,又不断有纤维再生,就有发展成为肝硬化的可能。但肝功能正常的患者毕竟比肝功能异常的患者发展成为肝硬化和肝癌的机率小很多,因此,肝功能异常者要积极治疗,使肝功能早日恢复正常。

正确做法是:我们应该关注客观的实验室检查及 B 超等器械检查。慢性乙肝患者只要临床上出现乙肝病毒 DNA 阳性,转移酶升高或 B 超提示慢性炎症改变,不论其有无症状,都要进行积极的抗病毒治疗。从而达到抑制病毒,改善肝脏炎症坏死,降低转移酶,维持肝功正常的目的。这样就可延缓及阻断慢性乙肝向肝硬化及肝癌发展,延长患者寿命,提高患者的生存及生活质量。肝功能正常仍需要定期复查(最好 3～6 个月),身体如有不适仍要随时到医院就诊。

误区 58. 不知晓乙肝的治疗方法

目前乙肝的治疗主要有以下几个方面。

(1)乙肝抗病毒治疗:在乙肝治疗过程中,乙肝抗病毒治疗可以说是最核心的一部分。因为只有长久抑制或者清除乙肝患者体内的病毒,乙肝患者的病毒才能长久稳定。目前我国治疗乙肝主要是抗病毒药物治疗和干扰素治疗,而药物治疗主要是用来抑制病毒的复制,并不能彻底杀灭病毒,清除病毒,慢性乙肝患者需要长期服药,极易造成病人耐药,病毒基因变异和病情反复。

(2)传统保肝治疗:传统保肝治疗,治标不治本,保肝只能作为日常保健,病毒不能抑制或者杀灭,使得肝脏被病毒侵蚀,最终导致肝病恶化,转变为肝硬化、肝癌。且药物分布全身,达不到杀灭病毒作用。

(3)免疫调节治疗:免疫治疗在临床上比较常用,一般采用抗免疫治疗,疗程长,须联合用药。但是一但免疫调节细胞比例失调或免疫调节分子消长失控,常可导致机体免疫功能的紊乱,引发疾病。

作为乙肝治疗,首先应进行抗病毒治疗,它能有效的控制乙肝病毒复制,抑制乙肝病毒,减少患者体内病毒数量,缓解肝脏压力。然后是提高免疫力,患者体内的乙肝病毒必须依靠人体免疫系统来清除,强大的免疫力才是清除乙肝病毒的最终手段,所以提高人体免疫力是乙肝治疗的重点。

乙肝患者往往向肝硬化、肝癌发展,其中可以有效阻止的阶段为纤维化阶段。只要有效的进行乙肝抗纤维化治疗,就能阻止乙肝病情恶化,从而达到"平安"稳定,这样乙肝治疗才更效。

误区 59. 盲目相信新药和新技术,忽视了正规治疗

科学技术不断进步,为乙肝的治疗提供新的药物和技术,肝炎患者对于新技术和新疗法的渴望是完全可以理解的。但是,对于新进展的关心,不能代替目前的正规治疗。

有不少的患者,整天醉心于寻找新型的药物、新型的治疗方法,而对目前临床已经证明有效的治疗措施却相对忽视。个别患者对于新的进展了如指掌,因此而受到影响,连最基本的治疗措施都没有享受到。这无疑是不正确的,在可以进行治疗的时候,应该积极依靠现有的医学技术进行基础性治疗。例如,对于即将上市的一些治疗药物如阿的福韦、乙克、基因疫苗、基因治疗特别关心,但是目前已经在临床上使用并证明有效的药物则一概不用,只等着新的治疗药物和新的治疗技术,因此耽误病情。

一些不良商家利用慢性乙肝患者求医心切,以一些不实广告迷惑患者,骗取钱财。例如基因治疗就是广告中经常出现的名词。关于基因治疗是 20 世纪最后十年出现的一种基因水平的治疗技术。在中国,仅在遗传病和肿瘤领域中批准了三项临床研究计划,而且是在很少的患者中进行临床研究,并没有广泛应用到临床。至于病毒性肝炎的基因治疗一直是实验研究的一个热点,但是到目前为止,国家还没有批准一项病毒性肝炎的临床治疗方案。所以说目前任何以

基因治疗名义的病毒性肝炎治疗方法,均是一些不实宣传。

长期临床实践表明,单纯依靠抗病毒药物来清除乙肝病毒,是很困难的。而完全迷信新技术和新疗法也不是不科学的。我们可以关心、期盼乙肝治疗科学技术的新进展,但更要重视目前最好的治疗方法。

误区 60. 乙肝暂时不治疗就等于不用治疗了

有不少人以为,乙肝暂时不治疗就等于不用治疗。其实,乙肝病毒 DNA 阴性、肝功能正常的"小三阳"患者暂时不需要治疗不等于不用治疗。肝纤维化可在肝功能检查正常的情况下悄悄发生,慢性

知识窗

乙肝暂时不治疗,该怎么做?

我国乙肝感染者虽多,但绝大多数为慢性乙肝病毒携带者,他们大都没有特殊不适。肝功正常,乙肝病毒复制指标阴性,这些人群不宜用药治疗,无论怎样用药,也难改表面抗原阳性这一结果。遗憾的是很多这样的人都在尝试着各种治疗,力图使表面抗原转阴,以彻底改变表面抗原阳性带来的不利影响。

对于无症状、肝功正常的乙肝病毒携带者,暂不需要特别的药物治疗,应每3~6个月检测肝功能、B超、乙肝病毒标志物等指标;待时机成熟,及时进行抗病毒治疗。平时要养成良好的生活习惯,戒烟戒酒,忌高糖高脂食物,不滥服药,不过度劳累,适当运动;心理上不要有压力,和正常人一样生活,切勿相信什么"转阴药"的神奇效果。

乙肝患者在长期检测病情中要特别防止肝纤维化的发生,对于经济条件好的可适当做一些预防性的治疗。因此,乙肝病毒长期存在会发生变异,并且作为一种异物存在会使肝脏发生炎性反应或主动攻击肝脏,造成肝脏的损害或发生纤维增生,而这一过程常常是无症状的,且肝功能检查无异常,长期带病坚持工作的肝脏,在发生纤维化甚至肝硬化之后再治疗,治疗起来十分棘手,甚至出现令人十分遗憾的结果。

误区 61. 所有的乙肝都需要治疗

有人认为,所有的乙肝都需要治疗。其实,不是所有乙肝病毒感染者都需要治疗。据资料显示,我国现有9000多万慢性乙肝病毒感染者,其中3/4肝功能正常、没有肝炎的症状和体征,可不需治疗,但需做定期的检查和观察。

临床中接诊不少乙肝病毒携带者,并不需要治疗,但因为轻信不良广告,在一些不正规医院乱用药,不但白花冤枉钱,还导致肝功能受损。

乙肝病毒携带者的病情进展分为三个时期。首先是免疫耐受期,即机体抵抗力与病毒和平共处的时期,临床指标反映为病毒表面抗原阳性、核心抗体阳性、肝功能及乙肝病毒DNA均在正常范围内。这个时候不需要药物治疗。第二个时期是免疫清除期。这一阶段,肝细胞与乙肝病毒开始作战。由于机体自身往往力量不足,丙氨酸氨基转移酶会显著增加,此时给予抗病毒药物则起到了援助作用,也是治疗的最佳时期。如果这一时期没有规范化用药,单凭肝细胞"孤军作战",最终代价就是肝纤维化、肝硬化甚至进展为肝癌。最后,一旦在药物帮助下,乙肝病毒被控制,机体则进入了第三个时期,即相对稳定期。这类患者至少需要每半年复查乙肝病毒DNA及乙肝生化指标等。

近一半感染者肝功能正常、没有肝炎的症状和体征,可照常工作学习,不需治疗,但应每半年到医院检查一次,监测肝功能状况。

对乙肝病毒携带者来说,除了应定期接受医学观察和随访,年龄在 40 岁以上的,最好进行肝活组织检查,如发现有明显炎症或纤维化的,即使转移酶不升高或仅轻度异常,也应及时抗病毒治疗。

知识窗

何种情况下不需要治疗

①肝功能正常者,若乙肝病毒 DNA 呈阴性,不管是"大三阳"还是"小三阳"患者,均不需要治疗,只需每隔 3～6 个月定期复查,做肝功能、乙肝全套及乙肝病毒 DNA、腹部 B 超检查,必要时需检查甲胎蛋白。

②由于婴幼儿的免疫系统发育还不完善,误以为外来的病毒是自己身体的一部分,所以对它没有识别和清除,于是病毒潜伏下来,与人类的肝细胞"和平共处、相安无事"。这类人肝功能始终正常,也没有任何不适症状,这种情况也不需要治疗。

误区 62. 乙肝抗病毒治疗不需要找准"战机"

乙肝病毒难清除,治疗时一定要找准"战机"。

乙肝治疗是非常艰难的,这主要是两个原因造成的。一是乙肝病毒可在肝细胞内扎根,形成一种被称为共价闭合环状 DNA(cccD-NA)的病毒基因。这种 cccDNA 的寿命很长,几乎和肝细胞的寿命一样,堪称与肝细胞共存亡,很难被完全清除。二是由于乙肝病毒在复制过程中病毒核苷酸碱基对编码常常出现错误,复制出"变脸"的病毒,即病毒变异。当人们用一些药物来抑制病毒复制时,病毒的复制就更容易出错,会复制出能够抵抗药物的"变脸"病毒,产生耐药,使药物失去疗效。

另外,慢性乙肝病毒感染者绝大多数都是自幼感染的。年幼时感染,乙肝病毒常会与机体免疫系统长期"和平共处"。所以,大多数乙肝病毒感染者肝功能正常,不影响学习和工作。只有当其中的一方撕破"和平协议"时,才会在肝脏中引起"战争",导致肝炎。但是,病毒的清除需要人体免疫系统和药物的共同努力。在免疫系统都"懒得"对乙肝病毒发动"战争"时,药物治疗往往收不到满意的疗效。

由于乙肝病毒的狡猾、人体免疫的无力和药物的局限性,我们必须掌握和乙肝病毒作战的最佳时机,选择较少发生耐药的药物,防止病毒"变脸",与病毒打"持久战"。只有在乙肝病毒受到长期有效的抑制后,才有可能在机体免疫系统的共同努力下,达到斩草除根、清除乙肝病毒的目的。因此,我国的《慢性乙型肝炎防治指南》认为,乙肝治疗的适应证为:①乙肝病毒 DNA$\geq 10^5$ 拷贝/毫升(乙肝 e 抗原阴性者$\geq 10^4$ 拷贝/毫升)。②血清转移酶(ALT)高出正常值上限 2 倍以上(如用干扰素治疗,ALT 应小于 10 倍的正常值上限),血清总胆红素水平应不超过正常值上限的 2 倍。③肝组织学显示肝脏炎症程度在 2 级以上。具有第①条再加上第②、③条中任意一条的患者应进行抗病毒治疗。这就是说,不是所有的乙肝患者都要尽早治疗,而应把握好适应证,如此治疗才有意义。

误区 63. 治疗乙肝"乱投医",盲目相信广告

慢性乙肝病程较长,患者产生急躁情绪和焦虑心理,从而"得病乱投医",盲目相信一些广告,这在某种意义上是可以理解的。但是,"乱投医"不但解决不了问题,往往会使病情加重,更为复杂。专科医生在治疗慢性乙肝患者之前,要全面了解病情,如年龄与性别因素、

病毒复制与否、机体免疫状况、肝功损伤程度、病程长短、应用药物、目前是否存在肝纤维化等,然后才能慎重用药。"乱投医"之"医",多对患者缺少分析,更有追求商业利益的"医",巴不得你来找他,你一进门他就迫不及待地给你开药。"乱投医"必然导致滥用药,而慢性乙肝最忌讳的也是这一点,由于滥用药,或是促进免疫功能进一步紊乱,或是增加病毒变异的机会,或是导致肝脏负荷过重发生中毒性肝炎;"乱投医"还容易错过治疗机会,加重病情;"乱投医"增加了患者的经济负担,用药紊乱,检查重复,频繁改变医疗环境,对患者心理也有负面影响。

由于目前正规的治疗在慢性乙肝的治疗中疗效有限,由于各地区专家对目前的乙肝的治疗存在不同的观点,甚至某些医院或个别医生存在错误的认识,媒体对医生的舆论导向有失偏颇,患者对医生产生信任危机,所以造成部分患者对于医院和医生的信任度明显下降,并因此转向其他不正规的医疗途径。加上患者求医心切,目前医药广告管理混乱,有些广告夸大其词,导致部分患者上当受骗。

一些乙肝患者为了治疗疾病,盲目相信一些广告。有一位肝功能正常的乙肝"小三阳"患者,盲目听信广告,花了近两万元钱,不但没有使乙肝病毒清除,还因药物中毒导致了药物性肾损害。还有一些患者看到一则抗乙肝药物在转基因鼠上试验的报道,就认为这种药物一定能治好乙肝。

市场上治疗乙肝的药物很多,甚至有很多都声称自己可以把"大、小三阳"全部转阴达到痊愈,这些简直是无稽之谈。如果盲目相信虚假广告乱用药,不仅不能治病,反而还可能发生一些不良反应,造成其他器官损害。目前有效的抗病毒药物并不多,国际上广泛使用的西药抗乙肝病毒药物有干扰素和核苷(酸)类药,所以治疗乙肝一定要上正规的医院明确检查在有资质的医生指导下治疗。

目前,国内外最好的治疗方法使单项表面抗原转阴的不到10%,e抗原转阴率30%左右。因此,那些凡能使乙肝"大、小三阳"

转阴超过50%的药物和治疗方法都是缺乏科学根据的,很不可靠。俗话说"是药三分毒",所以当患者求医时,要多一个心眼,不要跟着广告走,一定要到正规医院,进行乙肝治疗。

患了乙肝,千万不能得病乱投医,要到正规医院的专科医生处就诊,不要轻信广告,上当受骗。

误区 64. 不相信正规医院,到非正规医院治疗

慢性乙肝是一种慢性疾病,需要长期治疗方可见效。目前慢性乙肝的正规治疗疗效有限,没有特效药,所以众多乙肝患者转而求助于非常规的医疗途径。一些特效治疗乙肝转阴的药物、保健品、治疗方法屡见各种街头小报,这些不正规的具有欺骗性的医疗方法使众多患者白花钱、白受罪、得不到应有治疗,有的还耽误病情,使病情加重。

还有很多非正规的医疗机构常常针对乙肝患者害怕被别人知道自己患病情况而不敢到正规医院看病的心理,大做虚假广告。

这些医院所用的药物成分不明,疗程也不规范,因此乙肝"大三阳"患者治疗后不仅没有改善病情,反而可能对其肝脏造成损害,带来了严重的后果。

乙肝是一种病因病理较为复杂的传染性疾病,必须到有治疗经验的专科医院按照实际情况进行针对性的科学治疗才有可能收效。但有不少患者对此并不重视,以为只要是医院肯定就可以治病,结果导致久治不愈、反复发作的恶果。

正确观点:慢性乙肝患者对乙肝要有正确的认识,对治疗的期望值要理性看待,正确治疗和不正确治疗的长期后果是完全不同的。一方面要有治疗的积极心态,另一方面也不能轻信广告,要选择正规的医院治疗。

误区 65. 久病成医,查书阅报就可自己治病

有些乙肝患者,认为查书阅报就可自己治病,其实,这些久病成医的患者,非但治不了病,还常常自己贻误治疗。他们大多数有以下几个特点:①把自己的病情与书中最严重类型相比,越想心理负担越重,反而造成恶性循环,加重了病情。②片面理解书中意思。医生让其注意休息,增加营养,书上也说"应多休息",于是他们就绝对休息,大量进食高糖、高热量食品,使体重过度增加。结果,造成血中胆固醇、甘油三酯增高,形成脂肪肝。这无疑是人为的雪上加霜。③怀疑医生的治疗方案,这样的患者往往不能按疗程服药和认真遵医嘱,因而影响治疗效果。

慢性乙肝的治疗是一个长期的过程,不但需要专业医生正确的治疗,科学合理的用药,还需要患者的积极配合,也就是尊重疗程,遵守医嘱,正确认识病情,调整心态。只有这样,才能使病情得到有效控制,逐渐缓解直到康复。

由于乙肝患者病情不同,如患病时间、肝功损害程度、乙肝病毒DNA 水平、乙肝的组织损害程度等都不一样,所以必须综合评价,制定治疗方案也要个体化。而一部分患者发现医生开的药每次都差不多,就放弃了检查,自行到药店买药吃,这样很难保证疗效。因为,有时候同一种药每人的反应不一样,疗效及毒副作用不一样,用量和用时也不一样,所以按医嘱用药才是上策。

误区 66. 头痛医头,脚痛医脚

慢性乙肝患者可有转移酶升高、黄疸、食欲下降、乏力、睡眠不佳等等症状。患者常犯的错误就是一味强调保肝、降酶、退黄,例如一位慢性乙肝患者,她手里有一大堆药,打开一看:降酶药联苯双酯、退

黄药复方茵陈胶囊、安神补脑口服液、复方鳖甲软肝片、护肝片、垂盆草冲剂和各种维生素等,每次都大把大把服药,但至今病情并无明显好转,她十分苦恼。

乙肝的元凶是乙肝病毒,病毒不除,人无宁日,目前虽然不能彻底清除乙肝病毒,但正确应用抗病毒药完全可以使病毒受到有效抑制。实践也证明,只有病毒被抑制呈非复制状态,病情才会真正好转,抗病毒治疗是"治本","头痛医头,脚痛医脚"也可能见效,但那只是表面现象或暂时缓解而已,这是"治标"。放弃"治本",追求"治标",迷信"保肝"药,不会治好乙肝,在"治标"中应用大量药物,只能加重肝脏负担,大家应当认真汲取教训。

误区 67. 治疗乙肝无需"因人而异"

有句老话说得好"同病相怜",乙肝患者一旦听到某人用了某药之后疗效显著,大家都趋之若鹜。对于这样的情况,不同的乙肝患者所处的病理状态是有很大差别的,盲目套用别人的治疗方法不仅收效甚微,有时甚至还会使病情急转直下。因此,不同的患者治疗原则是迥然相异的。

对于转移酶反复升高,症状多且重的"大三阳"患者,必须进行抗病毒、保肝和抗纤维化治疗。这样能使病毒复制迅速得到抑制,减少肝细胞损害,减轻肝纤维化,从而阻断肝硬化的发生。即使患者不是"大三阳",但只要肝功能长期不正常,或已有肝硬化的早期表现,仍需抗病毒治疗。可应用对病毒有直接抑制作用的药物,也可应用免疫调节药物,通过强化机体免疫功能而抑制病毒。

对于"小三阳"患者,应区别对待。如果经过一次肝炎发作或经正规抗病毒治疗,由"大三阳"转为"小三阳"或是"小二阳",有时甚至转为 e 抗体和核心抗体阳性,常意味着疾病康复。但如果血清中病毒基因仍高,肝功能异常,常说明病毒变异。如果遇到这种转阴治疗带来了不良的后果,此时更应积极地进行中西医结合的抗病毒治疗。

误区 68. 治疗乙肝急于求成,孤注一掷

俗话说,病来如山倒,病去如抽丝。所以一旦患病,就要有正常心态,积极科学的治疗。但不少患者治病心切,因而出现了相信偏方秘方、频繁更换医院和医生、稍见好转就擅自停止治疗、治疗中擅自更换药物等。这些做法不仅是欲速则不达,反而会使治疗更加困难。科学的治疗应重在免疫诱导素的再生和激活,阻止病毒的复制和向肝硬化、肝恶变转化。了解治疗方法和疗程,选择持续性系统化治疗,不要仅停留在只治其标,不治其本的水平上。

乙肝治疗"孤注一掷、速战速决"的做法不可取,患者应该做好准备坚持长期治疗。无论是干扰素还是核苷(酸)类药短期治疗(少于1年)停药后,大部分人的乙肝病毒水平都会出现反跳,肝脏会受到二次打击,病情也会进一步恶化。国内外很多临床医生都推荐,乙肝口服抗病毒治疗必须坚持2~3年时间,甚至更长时间。因此,在初治选药时要有长远规划,不能瞻前不顾后、孤注一掷。尽量选择疗效好,能减少肝硬化、肝癌的发生,同时需要兼顾药物的不良反应和患者自己的经济状况。目前乙肝治疗没有特效药,但口服抗病毒药抑制病毒复制的疗效是肯定的,目前可供选择的口服抗病毒药物有:拉米夫定、阿德福韦酯、替比夫定和恩替卡韦,这些药物的价格有差异,上市时间也有早晚,但不存在新上市的就是好药,或者贵药一定更有效的说法。患者一定要选自己能承受的药物并坚持治疗,才会取得抗病毒的效果。

误区 69. 凡治疗乙肝的新药、贵药就是好药

不少患者认为治疗乙肝的新药、贵药才能治大病,便宜无好货,

治疗过程中,追求进口的药物和免疫调节剂。临床确见不少患者成为追赶时新的弄潮儿,一旦得知出了新药、进口了新药,想方设法也要一试。抗病毒药物多系进口,前期实验和临床研究都在国外进行,初步研究结果显示治疗乙肝效果良好。但是,长期效果还是未知数,有许多药物国外尚未大量用于临床,或者说疗效尚未公认,抗病毒西药治疗欧美人的乙肝疗效明显,可是用于治疗我国乙肝患者时,往往疗效不佳,表现出明显的"水土不服",究其主要原因,可能是由于我国乙肝患者和欧美人的乙肝有诸多不同:我国乙肝患者多来自于有明显家族血亲倾向的垂直传播,病毒往往自幼而入,潜伏于肝脏,根深蒂固,用专业术语说,就是所谓的免疫耐受、细胞整合等等;而欧美人的乙肝多来自于后天的平行感染,感染时间相对较短,病毒相对来说"根基浮浅",用药容易奏效;我国乙肝患者与欧美乙肝患者的病毒亚型有着明显的不同;我国乙肝患者病毒具有明显的高变异性,病毒在药物的压力下,发生变异,产生抗药、耐药性,病毒携带时间越长,变异的机会就越大,我国乙肝病毒变异后形成的非经典性乙肝已达总数的 1/4 左右。

因此,选择治疗药物既要考虑到病情和疗效,也要考虑到患者长期治疗所能承受的医药费用,每种药物都有各自的优缺点,不一定就要选择最新最贵的药物。当前已有如拉米夫定等抗病毒治疗药物,在临床上应用时间长,而且进入全国医保目录,是经济安全并适合长期服用的。

其实患者还是要根据自己的具体情况,比如说经济情况一般,病毒载量不是很高的,或者是肝硬化的患者,可以选择有医保的,便宜的药。实际上药物选择主要就是有效、安全、经济三大原则,这三点能达到就可以了。

误区 70. 治疗乙肝用药过多、过杂,且过度治疗

许多乙肝患者为了尽快转阴,大量吃药,狂杀病毒,针对病毒实

施"剿灭"治疗，他们哪里知道，乙肝病毒感染肝细胞后，就像一对连体婴儿，没有办法分开，只要你杀病毒，肯定会杀死肝细胞，并在肝脏上留下一个个小空洞，24小时之内，肝纤维组织从周围长出来，加速形成肝纤维化、肝硬化，当肝损害超过1/3，免疫的癌变监控功能瘫痪，产生盲区，无法阻止细胞肿瘤基因的突变，肝脏癌变的机率大大增加，因此这类药，你吃的越多，肝脏受的损害反而越大，乙肝越容易向肝硬化、肝癌转变。过度应用超出疾病治疗根本需要的手段，不需要用的或可用可不用的药物和疗法都使用，称过度治疗。

为了满足乙肝患者渴望彻底治愈的心理或受医药促销手段的影响，一些医生可能会将一些疗效还不肯定或可用可不用的治疗用在患者身上，而患者也往往经不起各种虚假广告的诱惑购买各种"保肝药"、"转阴药"。如慢性乙肝病毒携带者本不该用药治疗，但他们几乎都经历过这样或那样的尝试性治疗，而最终都不可能取得满意的效果，就是一种过度治疗。

据统计，药物性肝病占住院黄疸患者的2%～5%，占住院急性肝炎患者的10%。国外报道暴发性肝衰约20%～50%与药物有关。药物在体内代谢产物对肝细胞有毒，损害肝细胞的结构和功能，常见如雷米封、扑热息痛等；肝脏有损害时其细胞处于免疫兴奋状态，很容易发生过敏而使肝细胞损害加重。尤其应指出的是各种"保肝药"的疗效并未完全肯定，而不良反应易被忽略。中药如川楝子、蜈蚣、桑寄生、雄黄等，也会引起肝损害。

药物性肝损害发生后轻度者表现无力、软弱或转移酶升高，中度者有纳差、厌油、腹胀、黄疸、肝大，重度者可表现为肝衰。特点是停某种(些)药后症状反而好转，再服药症状又出现。所以，轻症不用药，中、重症少用药或短期慎重试用药，不依赖保肝药，是从血的教训中总结出的"警世之言"。

治疗用药需要少而精，并非药吃得越多，病情就恢复得越早，不少乙肝患者用药过多、过杂，例如同时口服和注射多种降酶药，一旦停药,病情容易出现"反弹";有的患者在住院期间使用的药物多达20余种,加上口服的中药复方,药味更多,出现药物不良反应和药物拮抗作用的机会大大增加。

《中国慢性乙肝防治指南》为此已明确了治疗乙肝的最佳药物和用药方式,并提示国内外多项研究证明多药合用、特别是同类药联合治疗,未能提高治愈率,有时反而会加重肝脏负担,使肝肾功能、胃肠功能受损,增加药物的毒副作用。所以一定要遵医嘱用药,切不可自己盲目加药、加量。

误区 71. 治疗慢性乙肝打针总比吃药强

不少患者认为,治疗慢性乙肝打针总比吃药强,这是不对的。治疗上采取打针或者吃药主要是取决于所应用的药物,某些药物如干扰素如果采取口服的方法就很容易造成干扰素活性成分在胃肠道被消化掉。拉米夫定则是通过胃肠道的吸收率可达90%以上,它在体内达到的血液浓度与峰值浓度都与注射相差不多,因此采取更为方便的口服的方式。

治疗上采取打针或者吃药主要是取决于所应用的药物。某些药物如干扰素如果采取口服的方法就很容易造成干扰素活性成分在胃肠道被消化掉。有些药物在体内达到的血药浓度与峰值浓度都与注射差不多。

误区 72. 用药时断时续,不连贯

有的乙肝患者想起来就吃药,想不起来就断药,这种时断时续的吃药,不能保证药物在血液中恒定和有效的浓度,达不到控制疾病发展的目的。

急性肝炎在康复过程中会出现一些轻微不适,包括肝区不适、易

疲乏、食欲不振、眼睛和皮肤轻微黄疸等,称为肝炎后综合征及肝炎后高胆红素血症,一般会逐渐消失,无须特殊用药,必要时使用中药进行调理。但是对于急性乙肝患者应该密切观察病毒指标变化情况,如果乙肝病毒表面抗原阳性半年以后都不消失,标志着病情转向慢性,这时必须及时进行抗病毒治疗(如使用干扰素、拉米夫定等药物),争取早日彻底清除乙肝病毒,不留后患。

慢性肝炎患者出院后,为巩固疗效和防止病情反复,要继续完成治疗任务,不要半途而废。一个抗病毒治疗周期,需要一年左右的时间,患者不可能都在医院进行,出院后治疗不能中断,按时用药,定期回到医院随访复查,接受医生的指导。如服用拉米夫定进行抗病毒治疗,一个疗程需1年以上,患者应该每2~3个月检查一次肝功、肾功、血象及病毒指标,观察疗效,注意药物的副作用。回到家中还可适当服用些中、西药,但药物品种不宜过多,否则会增加肝脏的负担。一切用药都应在医生指导下进行,万不可听信广告而擅自用药。

因此,乙肝患者要坚持连贯有序地合理用药,完成整个疗程的治疗,不然急性乙肝可能会转为慢性。

误区 73. 乙肝药都是"绝对安全"的,不会有副作用

不少患者认为,用于治疗乙肝的药物是"绝对安全"的。这是不对的。我们应该明白,绝对安全、没有不良反应的药物实际上是不存在的。只要能够保证药物不良反应是一个低概率事件、对患者的危害是可控的,就应该可以使用。老百姓说的"是药三分毒",就是这个意思。

像青霉素过敏休克,在过去几十年中曾经夺去过许多人的生命,但我们不能完全淘汰这一类的药物。干扰素或者聚乙二醇化干扰素治疗慢性乙肝,应用非常广泛,用药后乙肝患者基本是百分之百出现发热和白细胞数降低。但20多年来,干扰素还是一类非常重要的治

疗药物。关键是对药物不良反应的正确判断、及时处理。

还有不少人认为,慢性乙肝长期抗病毒治疗不会有副作用。其实不然。任何药都有一定的副作用,乙肝抗病毒药也不能例外。但如果选择一个药给我们带来的益处大于药物副作用,就是值得用的。目前临床上应用的抗病毒药有两类,干扰素的副作用较大,如流感样症状、骨髓抑制等,有时还会诱发甲亢、糖尿病等。核苷(酸)类药的副作用较小,如潜在的肾毒性、横纹肌炎或肌病、超剂量致鼠腺瘤的发生等。其实,在临床中这些副作用很少发生,且多数情况是可被控制的,前提是要在专业医生指导下用药并密切检测及预防其发生。

误区 74. 乙肝患者缺乏信心,怕耐药,不治疗

许多患者对慢性乙肝治疗的目标不明确,另外在进行抗病毒治疗的时候由于经常遭遇"耐药、换药、再耐药"的恶性循环,严重打击了患者的信心,从而产生了慢性乙肝治了也等于白治的错误认识。

慢性乙肝是一个长期进展性疾病,需要长期随访治疗。虽然目前尚没有任何特效药可以根除乙肝病毒,但只要正确合理选择抗病毒药物进行有效的抗病毒治疗,慢性乙肝患者是可以获益的。

我国《慢性乙肝防治指南》中明确表示,慢性乙肝治疗的总体目标是:最大限度地长期抑制或消除乙肝病毒,减轻肝细胞炎症坏死及肝纤维化,延缓和阻止疾病进展,减少和防止肝脏失代偿、肝硬化、肝细胞性肝癌及其他并发症的发生,从而改善生活质量和延长存活时间。

为达到这样的目标,患者需要进行有效的抗病毒治疗,最大程度地持续抑制病毒。由于慢性乙肝需要长期治疗,为避免病毒反弹,"耐药"问题不容忽视。

耐药阻碍了慢性乙肝长期治疗,抵消抗病毒的益处,导致病情反复、恶化等不良后果,具体临床表现为:病毒反弹、丙氨酸转移酶升

高、疾病进展、e抗原血清转换率下降,疾病进展为肝硬化、肝癌等严重并发症的风险增加。药物之间的交叉耐药限制了未来的治疗选择,成为抗病毒治疗的绊脚石(比如拉米夫定或者替比夫定耐药之后,可能产生的交叉耐药物)。

由于"耐药、换药、再耐药"的恶性循环,给患者带来沉重的心理负担,严重打击患者的治疗信心,使患者产生"慢性乙肝治了也等于白治"的错误观念。所以在开始抗病毒治疗之初就要考虑到长期治疗过程中出现耐药的可能性,慎重选择药物,保证长期疗效,消除患者的后顾之忧。各国乙肝防治指南均建议使用强效和低耐药的药物治疗。美国、加拿大和日本的乙肝防治指南均认同恩替卡韦作为一种最强效和极低耐药的核苷(酸)类药。对于核苷(酸)类药初治患者来说,要重视"第一次选择"。尽量选用强效持久抑制病毒、极低耐药率的药物保护患者免受耐药困扰,确保长期治疗,持续获益。

乙肝患者应该认识到,即使发生耐药,抗病毒治疗也能有效延缓疾病进展,治疗肯定比不治强。据全球大规模的研究证实,通过3年抗病毒治疗,可以使疾病进展的风险减少55%,肝癌发生的风险减少51%。即使耐药,其治疗效果依然明显高于不治疗的效果,依然可降低肝硬化、肝癌发生率。

耐药并不是乙肝治疗的难题。患者完全没有必要因为害怕耐药的发生,而拒绝口服抗病毒药物治疗。乙肝患者通过坚持随访,医生能够尽早发现耐药端倪,尽早有效预防和管理耐药。根据临床经验,24周是治疗关键时间点。目前对于耐药管理,加药优于换药,即在24周发现有耐药迹象时,加用无交叉耐药位点的药物,不仅可在耐药发生前"防患于未然",且能大大提高治疗效果。

慢性乙肝治疗是场持久战,不能求胜心切,否则欲速则不达。《中国慢性乙肝防治指南》目前对口服核苷(酸)类药疗程的建议是:"大三阳"患者至少治疗24个月,"小三阳"患者还没有明确的停药指标,但至少需要30个月甚至更久。

因此，我们应该认为：耐药可防可治，无需过度恐惧，把握好 24 周，可主动管理耐药。

误区 75. "升阶梯"式用药，盲目进行首次治疗

有人认为，乙肝治疗应该采用"升阶梯"式的序贯治疗方案，即先使用价格比较便宜的药物，而不考虑降病毒能力的强弱和耐药的发生率，可以等耐药发生后再换用"更好"的药物。乙肝患者盲目进行首次治疗，这是极其错误的。

乙肝治疗不存在"升阶梯"治疗的说法！对于慢性乙肝的治疗，初治选药最关键。在初治患者中使用有一定清除病毒能力、高耐药的药物，容易产生病毒反弹。而耐药发生后，由于存在药物间的交叉耐药，会为后续治疗带来极大困难，导致病情反复、病程恶化等不良后果，到这时即使再增加药量或换药，不但治疗成本大幅增加，而且疗效也没有在初治时就选择抗病毒能力强和低耐药的药物效果好。只有在初始治疗时就选择既强效又低耐药的抗病毒药物，才能保证乙肝治疗的长期有效，而总体的治疗费用不会增加。

首次治疗不当对患者有诸多危害：①导致病毒变异，甚至产生耐药性。乙肝病毒生命力异常顽强，病毒常常会变异，这在滥用药物的情况下更容易发生。病毒一旦发生变异，人体的免疫系统就不"认识"它了，继而产生免疫耐受，无法全面彻底地清除病毒。之前使用过并被证明有效的药物也将失去用武之地。最终将导致多种药物失效，病情更趋严重。②破坏免疫系统的功能。在人体感染乙肝病毒后，病毒与免疫系统之间的"战斗"将贯穿整个疾病的始终。若治疗不对症，很可能损伤人体的免疫功能，最终将使人体处于无免疫应答或低免疫应答的状态，使治愈变得更加遥遥无期。③加重对肝脏的损伤。若不加节制地使用药物，将加重肝脏的负担，使本已染病的肝脏雪上加霜。

首次治疗的原则：①不急不躁，冷静对待。通过阅读书籍报刊、上网等渠道了解乙肝的基本知识，对乙肝治疗的权威医院、专家及方法等有一个全面的认识，避免在日后选择时陷入盲目的境地。②选择权威医院和肝病专家。③用药"跟风"要不得。人与人之间存在个体差异，适合一个人的药物很可能对另一个人效果却不显著。④避免频繁更换医院或医生。治疗乙肝虽然有大的方向，但不同的医生或医疗机构有不同的操作方法。频繁换医生不仅会导致前功尽弃，而且还可能在用药上发生冲突，从而产生不良后果。⑤治疗贵在坚持。

误区 76. 不清楚如何选用药物及用药关键

不少乙肝患者选用的药物不对症，没有考虑特殊患者的用药禁忌，合并用药配伍失当等。如慢性活动性乙肝患者肝功反复波动，血清胆红素显著升高，此时如果选用干扰素、拉米夫定等抗病毒药物，就属于用药不当。又如一些特殊患者，如失代偿肝硬化已出现腹水，合并有自身免疫损害，这些患者对干扰素等抗病毒药物属于禁忌症。乙肝患者配伍使用免疫增强剂，一般需对患者的细胞免疫和体液免疫情况进行检测，如果患者细胞免疫功能低下，配伍使用免疫增强剂可有正面效果；如果患者免疫功能正常，使用免疫增强剂则没有任何积极意义。

乙肝抗病毒绝不是一条坦途，但只要能选择正确的药物、科学的方案，并且坚持到底，就一定可以走上希望之路，最终实现停药。

目前国际上公认有效的抗病毒药物有干扰素和核苷（酸）类药，此外还有我国自主研发的苦参素，哪种药品疗效更好呢？它们好比是苹果和橘子之间的关系，都是水果，但分属于不同类别，不能简单地说橘子营养价值高或者苹果营养价值高。从抑制病毒的速度和程度上来说，核苷（酸）类药比干扰素明显要快而强，但需要长期服药并容易发生耐药性;而干扰素其效稍慢但一旦获得疗效则长久而持续,很少发生耐药现象。

乙肝用药的关键:

(1)药物有效性:使用药物治疗必须强调其有效性,所谓有效性必须是公认和明确的,不能是似是而非的。患者用药,必须认真选择,千万不能草率,不可轻信任何广告宣传。

(2)适当的药物:根据疾病与患者机体条件,权衡多种因素利弊,选择同类药中最为适当的药物。

(3)适当的剂量:治疗药物适当的给药剂量极为重要,必须强调因人而异的个体化给药原则。适当的时间:要求遵循具体药物的药代动力学和时辰药理学的原理,根据药物在体内作用的规律,设计给药时间和间隔。

(4)讲究安全性:乙肝患者病情易变化,疗程漫长,单一用药难以达到治疗目的,现多采用联合治疗,因此用药安全是首要的。如果使用不当,选择不当或擅自停药都可能导致病情加重。

(5)进行耐药检测:为了预防乙肝耐药性的产生,乙肝患者要先进行乙肝病毒变异耐药检测,这样可以根据乙肝自身病毒的情况,判断乙肝是否产生耐药性对症治疗。

误区77. 乙肝患者盲目用药,见药就吃

乙肝患者求医心切,因此有些厂商就迎合他们的心理,推出了许多"特效"的药物。相当多的患者觉得医生开的药还不够。再去打听别的人用什么药,自己也买来吃,来者不拒。他们的愿望很好,认为药用得越多,肝脏保护得也越好,恢复得也越快,但这恰恰是极其错误的。

不少患者对乙肝缺乏足够的了解,以为买些乙肝治疗药物自行服用就可以解决问题。乙肝的治疗是一个有疗程要求,有全面治疗

方案的系统过程,绝非这样自行服用些药物就能奏效的。这些做法不仅对肝病的治疗没有任何实际的帮助,而且会对肝脏造成很大的伤害,导致人体以及肝脏整体功能的紊乱,使肝病的治疗越发困难。

不论吃进什么药,都得经过肝脏的代谢和降解,用太多的药只会增加肝脏的负担,有时甚至还会诱发药物性肝炎。肝脏病用药是有严格的临床指征的,一定要和医生密切配合,任何不遵医嘱的用药都是极其危险的。因此,奉劝患者别再给自己的肝脏加码了,这样会使您的病情推向"乙肝三部曲"的道路上。

 知识窗

乙肝用药牢记四要点

(1)每个患者的病情不同,所需要的治疗方案不同,慢性乙肝治疗的药物包括两大类,即抗病毒药物和保肝药物,这些药物的应用和停用有一定的标准,必须由专业医生来判断。

(2)所谓"大、小三阳转阴",不能轻信。那些所谓"转阴六成以上",基本都是骗人的,故意混淆了急性和慢性来蒙骗外行。

(3)正确使用中医中药。有统计表明,在引起药物性肝炎的药物中,中药排在第二位,仅次于抗结核药。

(4)不能讳疾忌医。常见引起肝损害的药物还有很多,但在应用到这些药物时,应该首先向医生说明自己的临床表现、既往肝功能情况和用药史等,方便医生以权衡利弊;同时用药前要详细阅读药品说明书,并在用药期间定期检测肝功能,如出现肝功能指标较前恶化,可以尽早处理,请医生调整治疗方案。

误区 78. 过度迷信治疗乙肝的"特效药"

市场上充斥不少"特效药",号称一用就好,治疗不起效就全部免费。还有患者把保健品和中成药当成所谓的"特效药"。虽然乙肝的治疗方法在不断发展,但目前为止,还达不到所谓的"特效"。不少患者经常抱着不妨一试的心态,但如果治疗失败,对肝脏的伤害更大,得不偿失。

目前药品市场上宣称可快速治愈乙肝的药物有好多种,且都标榜自己是"纯中药"制剂,没有副作用。很多患者竞相尝试,但在试过几种药之后,真正治好的却鲜有其人。保健品不是药品,大多没有经过临床试验,各种副作用、药理作用、保健作用都不明确,所以盲目的相信保健品能治病,是一个误区。把保健品当作药品来用,也是我国的特色。目前市场上号称能治疗乙肝的药物不下几百种,多数为中药,然而其中真正有好的疗效的很少,建议患者不要盲目相信才是。乙肝人群只要保持肝功能和 B 超正常,一般不用一些保肝药物或保健品。目前常见的各种保健品或偏方,其中有些保健品对乙肝患者自身就是个危害,很多药物都是通过肝脏代谢的,过多服用只会加重乙肝患者肝脏负担。

因为现代医学并不能做到快速治愈乙肝,对于慢性乙肝,要采用抗病毒、调节免疫、保护肝细胞、防止肝脏纤维化和改善微循环等综合疗法。而对于不同的患者不同的情况,治疗有不同的侧重点,就算是同一个人,在疾病发展的不同时期,治疗的要点也不相同。中医治病的精髓就在于辨证施治,对不同的患者采用个性化的治疗方案,何来一种中药能适合所有的人? 那些宣称自己的产品是"纯中药"的药品其实是在自欺欺人。

此外,还有些人宣称其有祖传秘方,可以迅速治愈乙肝。患者遇到这些宣传一定要多些心眼,千万别掉进陷阱。因为乙肝对于中西医学来说,都是一个难题,该病的病理生理非常复杂,很难想象没有接受过系统医学教育的人会在治疗乙肝上有所建树。

总之,人们一旦发现自己患有乙肝时,一定要去正规的大型的专业的医疗机构进行科学的治疗,乙肝患者一定要丢掉幻想,认真配合医生,让医生对自己的病情发展进行动态的、全面的了解,这样才能拟订出最佳的治疗方案,早日恢复健康。另外,提醒患者的是,在治疗的过程一定要坚持不懈,持之以恒,千万不可三天打鱼两天晒网。由于治疗乙肝需要很长一段时间,因此,患者要做好长久之战的思想准备工作,要树立一份勇于与病魔作斗争的意志,要相信健康的大门总有一天会为您而打开的。

误区 79. 乙肝"小三阳"可以不用急于治疗

某些乙肝"小三阳"患者认为乙肝"小三阳"比起乙肝"大三阳"病情又不重,又没有传染性,检查的结果也是 e 抗体阳性,因此不需要用药物进行治疗,只要在日常生活中注意饮食起居有节,平时多注意休息就不会加重病情。其实,这个观点并不完全正确。

一般来说,乙肝病毒感染的"小三阳"状态是乙肝病毒复制的"冬眠期"。这时,乙肝病毒几乎无复制,肝功能正常,患者的病情相对平稳,如果平常身体没有明显不适,肝功能完全正常,乙肝病毒 DNA 检查为阴性,肝组织病理检查提示没有炎症,或仅有轻微炎症存在,这样的人群可视为正常人,原则上可以不用药,尤其避免使用对肝脏有损害的药物。如果一味用药追求转阴,到最后非但不能转阴,反而会招来意想不到的后果,如药物性肝炎等,加重对肝的损害。由于传染性较低,"小三阳"患者除了不适宜从事餐饮、幼教等职业,可以正常工作和学习,平时注意劳逸结合,忌烟酒,加强营养,多进富含维生素的食物。如有病情变化,应与医生联系。事实上,有相当多的"小三阳"患者,可以终身正常地生活工作,而不表现出任何阳性症状。

如果乙肝病毒 DNA 阳性,则"小三阳"可能比"大三阳"危险。总体而言,"小三阳"的患者一定经历了免疫系统与乙肝病毒之间的战争,这场战争的结局便是导致乙肝病毒与肝脏细胞的"同归于尽",相对于"大三阳"而言,"小三阳"发生的战争会多一些,因而肝脏的损伤也重一些,临床中也常看到"小三阳"患者肝硬化发病率要比"大三阳"高。因此,对于"小三阳"患者,一定检查乙肝病毒 DNA,如果乙肝病毒 DNA 高于 10^3 拷贝/毫升,一定按照"大三阳"对待,并进行一次详细的检查,以确定肝脏损害程度,有抗病毒治疗必要者要尽早开始治疗;如果肝功正常,暂时没有抗病毒治疗的必要,定期检查的周期要缩短到 3 个月。

 知识窗

乙肝"小三阳"患者需要治疗的对象

从临床医学的角度来讲,无论"大三阳"还是"小三阳",都应该积极的检查治疗;具体乙肝"小三阳"哪些需要明确治疗呢? 如果遇到以下几种情况需要及时的治疗,防止病情进一步恶化。

(1)有明显的症状,如疲倦、食欲不振、腹胀、肝区不适等。

(2)肝功能反复波动,转移酶、血清胆红素升高,白蛋白降低等。

(3)乙肝病毒 DNA 检查呈阳性的。这类患者的治疗以恢复乙肝患者的肝脏功能,乙肝抗病毒治疗,阻止肝纤维化的结合治疗为主。

应该说"小三阳"的人不是健康人,必须根据患者的感染类型、肝脏的炎症活动情况、肝功能的变化、乙肝病毒 DNA 阴性还是阳性采用不同的治疗方案。之所以说"小三阳"不需要治疗,是基于目前对

"小三阳"尚没有非常有效的药物,尤其是干扰素对于"小三阳"治疗效果不佳而作出的无奈选择。如果"小三阳"合并乙肝病毒 DNA 阳性,肝功能检查反复波动,临床上称为异型肝炎,主要是由于乙肝病毒变异引起的,因而必须治疗。

误区 80. 乙肝"小三阳"盲目相信偏方

一些乙肝"小三阳"患者求愈心切,盲目投医,结果得不偿失,反而加重肝脏的负担,甚至引起中毒,严重影响病情恢复。

我们不排除一些偏方的确能起到治病的效果,但这些都是建立在科学依据上的。乙肝"小三阳"患者要对自己的病情有个清醒的认识,切忌乱投医,更不要私自服药。乙肝"小三阳"患者的病情不同,治疗的方法也是不同,因此要定期去医院复查,了解自己的病情,依据病情采取相应的治疗方案。

所以,广大乙肝"小三阳"患者最好不要相信那些打着治疗乙肝"小三阳"有奇效,快速治疗乙肝"小三阳"旗号的偏方。至今为止,治疗乙肝"小三阳"还没有什么特效药,乙肝"小三阳"唯一的治疗偏方,就是从医生的指导积极的配合治疗。

误区 81. "小三阳"患者需要长期服药

有人认为,"小三阳"患者需要长期服药。这是片面的。

"大三阳"和"小三阳"可以相互转变。当免疫系统功能增强时,病毒的复制能力就受到抑制。"大三阳"就可转变为"小三阳"。当机体免疫力下降时,如过度劳累、熬夜、受凉、营养不良、缺乏锻炼等情况下,病毒就会乘虚而入,卷土重来,病毒复制重新活跃起来,不断感染新的肝细胞,并产生大量的病毒抗原,中和少量的抗体,重新转为"大三阳"。虽然"小三阳"和"大三阳"对肝的损害程度轻重并无明显区别,但是维持"小三阳"状态从长远来看对于改善肝病的预后也还是有一定的意义的。

乙肝目前还属无法根治的疾病,治疗目标应放在保护肝细胞、改善肝功能、抗纤维化的治疗上,不宜过多地考虑病毒指标的问题,而长期服用抗病毒药物更不可取,这样反而能加重肝损害。

所以,"小三阳"患者应注意生活方式的科学性,积极锻炼身体,增强自身的免疫力,并定期去医院进行肝功能检查。

误区82. 不知晓乙肝"大三阳"的治疗方法及时机

"大三阳"代表体内有乙肝病毒复制,具有传染性。临床上有不少"大三阳"者无症状、肝功能正常,一般称之为慢性表面抗原携带者。

原则上说,"大三阳"者要进行抗病毒、保肝和抗肝纤维化治疗。保肝和抗肝纤维化治疗适合于所有"大三阳"患者,但所有"大三阳"患者是不是都要进行抗病毒治疗呢? 答案是否定的。只有那些转移酶正常值高于2倍的患者才有可能取得良好的疗效。因此,对那些肝功能正常或基本正常的"大三阳",特别是通过垂直传播获得感染者,我们并不主张进行抗病毒治疗。

目前,对"大三阳"患者的抗病毒药物主要有干扰素、核苷(酸)类药如拉米夫定等,中药如苦参素等,免疫调节剂 a 胸腺肽也常被用于抗病毒治疗。干扰素因为其有较为肯定的抗病毒疗效,而且可以抗肝纤维化和降低肝癌的发生率,因此对"大三阳"患者一般首选干扰素治疗。

当然,干扰素也存在着一定的不足,如使用后会引起一些副作用如发热、白细胞减少等,而且单一用药疗效不尽如人意,普通干扰素的 e 抗原的血清转换率(俗称"大三阳"转为"小三阳")不到 40%。好在现在又上市了一种新的干扰素——聚乙二醇干扰(α-2a),疗效优于普通干扰素,使用起来较普通干扰素方便,只要一周一次。抗病毒治疗的疗程一般最短要半年,可以根据治疗的结果在专业医生的指导下决定治疗方案和疗程。

还需要说明的是,不是所有转移酶高的患者都能取得满意的抗病毒效果。这一方面是目前所有药物本身的抗病毒疗效不是令人满意。另一方面,临床上引起转移酶高的非肝炎因素很多,如劳累、休息不好、酒精、药物等。有其他肝胆疾病如脂肪肝、胆囊炎、胆石症等。其他系统的疾病如心血管疾病、肾脏疾病等,这些因素容易被误认为肝炎活动所引起,而导致抗病毒疗效差。因此,在抗病毒治疗前一定要注意鉴别。

乙肝"大三阳"可以出现于乙肝的不同发展阶段,治疗方法和措施却有所不同:

(1)乙肝病毒携带者表现为"大三阳",肝功能始终正常,大多可以稳定在这一阶段,预后良好,一般不须治疗,此时用药较难奏效,多主张调养和随访相结合,劳逸相结合,不主张过多用药治疗和一味要求三阳转阴,各种抗病毒药物可能都难以有所作为。严格地说,病毒携带者尚不属于患者范畴,所以药物治疗也可暂不考虑。最新研究表明,核苷类抗病毒药物拉米夫定或阿地福韦,可试用于治疗病毒携带者(16 岁以上者),密切观察 3 个月,如果乙肝病毒复制指标(乙肝病毒 DNA)阴转,可持续用药 1～2 年,如果 3 个月内无效,可终止用药。

(2)慢性迁延性乙肝患者表现为"大三阳",肝功轻度异常,B 超提示慢性轻度肝损害。治疗法则以抗病毒为主,主要治疗为拉米夫定,辅助药物为保肝降酶药。治疗目标是肝功长期介质正常,乙肝病毒复制指标阴转,疗程为 1～2 年。

(3)慢性活动性乙肝表现为"大三阳",病情较重,血清胆红素、转移酶升高明显,凝血酶原活动度降低显著。此时治疗则以保肝防止肝坏死和抗病毒并举,保肝降酶药配合抗病毒药物,治疗目标是使肝功逐渐趋于平衡,乙肝病毒复制指标逐渐阴转。肝功平衡后,可减少或停止药物,坚持抗病毒。

(4)肝硬化患者表现为"大三阳",代偿期或静止期的肝硬化患者(B超提示肝硬化,但肝功检查基本正常)。治疗则以抗病毒和抗肝纤维化并举,合用药物为干扰素或拉米配合软肝片。治疗目标是使病毒复制指标阴转,肝纤维化程度减轻。失代偿期或活动期的肝硬化患者表现为"大三阳",主要治疗则不是抗病毒,而是控制及防止并发症(腹水、胸水、出血、感染等等)、恢复肝功,待病情平衡后再考虑抗事宜。

(5)肝癌患者表现为"大三阳",首要原则介入及外科治疗,病情平衡后再考虑抗病毒治疗。

总之,对于"大三阳"患者,尤其是急性或慢性乙肝现症患者,应在专科医生指导下治疗。经过积极治疗后,肝功能恢复,病毒复制指标转阴,体力恢复,可以从事上述一般工作。

误区 83. 乙肝病毒携带者不用治疗或都需要治疗

有部分乙肝病毒携带者自认为不用治疗,这种看法是十分有害的。过去由于对乙肝病毒找不到特异性的治疗药物,在患者肝功能正常时暂时观察而不予用药,现在从认识上及药物选择上都发生了很大的变化,首先,病毒携带状态不等于病毒完全没有损害肝脏,对肝脏穿刺活检的一组病例已明确证实了这一点。其次,由于新药的开发及中药的加盟和联合用药理论的日趋成熟,对尚未发生免疫应答反应时期的病毒控制及杀灭是具有重大临床意义的,也是行之有效的。每一位患者都有接受早期治疗的权力,都不应"浪费"这一科研工作者们辛勤工作的成果,更不应仅仅寄希望于"跑步"、"控制饮食"、"休息"等幼稚可笑的侥幸心态。

还有人认为,乙肝病毒携带者都需要抗病毒治疗。其实不然。

对于乙肝病毒携带者,目前公认的观点是暂不予抗病毒治疗。因为乙肝病毒携带者的形成是由于免疫耐受,这类患者的免疫系统与病毒之间处于相对平衡状态,目前抗乙肝病毒的治疗尚不能完全清除病毒,反而会打破其平衡状态,导致免疫系统对病毒和肝细胞的攻击,患者就会由病毒携带者变成慢性肝炎状态。乙肝病毒携带者过度用药的后果十分严重。我国药物性肝损害的病例以每年 3%～4.5% 的速度增长。使用中药治疗乙肝是我国特色之一,但是绝大多数的中药自身都会有这样或那样的不良反应,治疗乙肝的中药复方千差万别,临床上经常可以看到不少乙肝患者在盲目使用中药复方后,病情加重甚至于恶化的事例。其实,这些支出很可能没有什么收获,因为乙肝患者机体尚处于免疫麻痹状态,对于这些治疗不产生应答,用药实际就是一种浪费。而且,目前的抗病毒治疗对病毒复制活跃、转移酶明显升高者效果较好,而对于肝功正常的病毒携带者效果较差,所以到正规医院,找专科医生,做出正确决定。对这类患者,可定期复查,监测肝功能及乙肝病毒标记,如有异常再根据病情给予治疗。

对于乙肝病毒携带者而言,何时需要抗病毒治疗? 何时只需定期检查呢?

乙肝病毒携带者的免疫清除期,是治疗的最佳时期。如何判断免疫清除期? 除了观察转移酶外,还要判断肝脏是否有活动进展性病变。20%的人群在发病时转移酶正常,此时就要结合影像学结果综合判断。如果患者想立即作出明确诊断,"金标准"就是有创的肝脏组织学检查。

(1)如果患者的肝脏没有炎症改变或炎症改变较轻,并且病毒复制指标为阴性,则暂时不需要抗病毒治疗,只需定期复查即可。

(2)如果患者的肝脏没有炎症改变或改变较轻,但病毒复制指标为阳性,则应根据具体病情选药治疗,最好只选用具有直接杀灭病毒作用的药物,而不宜选用具有增强机体免疫力的抗病毒药物。

(3)如果患者的肝脏有较明显的炎症改变,病毒复制指标也为阳性,则应遵循慢性肝炎的治疗方法,进行综合性治疗。

(4)如果患者只是肝脏存在炎症改变而病毒复制指标为阴性,则应在祛除其他疾病引起的肝脏病变后,再进行治疗。

总之,慢性乙肝表面抗原携带者应在专科医生检查后,根据个人的具体情况确定是否需要治疗为宜。

误区 84. 单纯乙肝表面抗原阳性的人群不需要治疗

有人认为,单纯乙肝表面抗原阳性的人群不需要治疗。其实不然。

乙肝表面抗原阳性的病人是真正的携带者,还是真正的慢性乙肝患者,必须进行系统的检查,如果错误的认为:只要乙肝五项检查只有表面抗原阳性,同时肝功能正常,就不需要治疗,那就大错特错了。

如何鉴别是真正的携带者,还是慢性乙肝患者? 主要看:①肝功能中的转移酶(ALT、AST)是否在正常值的上限,还是略有升高;②乙肝病毒 DNA 是否呈阳性结果,还是持续性阴性;③肝纤维四项检查是否有异常;④肝脏、脾脏的超声波检查是否有进行性异常变化。

如果乙肝表面抗原、乙肝 e 抗原、乙肝 e 抗体三项检查结果呈现进行性异常变化,不管乙肝表面抗体如何,都要采取积极地措施,尽早的进行治疗。否则这样的患者最有可能发展到肝硬化或者肝癌阶段。

误区 85. 小儿乙肝病毒携带者都需要治疗

有人认为,小儿乙肝病毒携带者都需要治疗。其实,不一定是这样。

儿童乙肝病毒携带者的治疗分以下情况：

（1）ALT 正常：可按乙肝病毒携带者要求 6 个月复查，如出现 ALT 升高（＞检测值）超过 6 个月建议考虑是否抗病毒治疗。不一定待 ALT 升高大于正常值两倍以上，而持续升高 6 个月以上再抗病毒治疗。

（2）肝脏损害：在复查过程中 ALT 正常，患儿出现饮食欠佳、易乏力、皮肤颜色较暗淡等，应做肝穿刺活组织检查，明确肝脏损害情况，尽早确定是否需要抗病毒治疗。目前沿用 ALT 作为评价有无肝脏活动性病变及是否需要抗病毒治疗存在一定缺陷，因此 ALT 正常时不要轻易下不治疗结论。

如没有上述情况定期复查即可，不须用任何所谓保肝药及保健品等。

误区 86. 害怕耐药性及副反应,排斥抗病毒药物

　　每一种药物或多或少都有一些副反应。但是,对于同样的药物副反应的感受和反应,不同患者差别相当大。有些患者认识不到这一点,道听途说,或断章取义,然后排斥治疗药物。例如,一位患者在杂志、网页上看到应用核苷(酸)类治疗的患者,一部分由于病毒基因的变异,产生耐药性及副反应,因此排斥核苷(酸)类药。对于核苷(酸)类药耐药性及应用过程中患者出现病情变化的原因、甚至出现死亡病例的原因都要具体问题具体分析。

　　例如:核苷(酸)类药的应用过程中,病例的选择十分重要,没有合并肝硬化的患者,在使用核苷(酸)类药治疗的过程中,即使出现病毒的基因变异,产生耐药,出现病情的波动,如血清转移酶水平的升高,或者伴有血清胆红素水平的升高,只要经过适当的处理,病情可以得到有效的控制,不会造成严重的后果。对于那些病情一直处于波动状态,但在使用核苷(酸)类药后能够在一定时期内控制病情发展的患者,也是值得应用的。对于合并肝硬化,特别是合并失代偿性肝硬化的患者,在核苷(酸)类药治疗过程中,如果出现病毒的基因变异和耐药,由于不恰当的停药造成野生型病毒快速回潮,或者突变耐药病毒的复制,引起肝脏损伤加重,此时如果肝脏损伤的程度超过了肝脏功能的储备,就会造成肝衰竭,甚至死亡。我们对于国内大部分应用核苷(酸)类药治疗过程中出现肝功能衰竭的临床病例进行分析,不难发现大部分患者都是属于这一种情况。当然,判断核苷(酸)类药治疗过程中病情恶化的原因,要除外与核苷(酸)类药无关的一些原因和诱因,比如说过度劳累、应用肝损伤药物、饮酒、病情自身的变化等。核苷(酸)类药是目前抗病毒治疗的一线药物。至于一般患者在治疗过程中出现的病毒耐药变异,经过处理一般不会造成严重后果;对于失代偿肝硬化患者,临床医生和患者双方必须对于治疗结果有一个正确地看法和期望值。

知识窗

各种治疗均有副作用,用药监测别忽视

干扰素的不良反应较多,常见的不良反应有发热、关节痛、骨髓抑制、精神异常、甲状腺疾病、食欲减退、体重减轻、腹泻、皮疹、脱发和注射部位无菌性炎症等。在干扰素治疗的过程中,有40%的患者因不良反应需要减少药物剂量,有14%的患者因不良反应中断治疗。因此干扰素治疗时,一般要每2~4周就到医院检查一次,监测不良反应,并在有经验的医生指导下,根据患者的情况适当调整药物剂量,使用一些缓解或减轻不良反应的药物,帮助患者战胜不良反应,这样才能完成干扰素的治疗。

核苷(酸)类药物的不良反应少见,但有些药物长期使用也可能出现一些副作用。例如,阿德福韦酯有可能导致肾损害,替比夫定可能导致肌肉和神经等损害。另外,核苷(酸)类药物长期治疗时有可能出现病毒耐药,尤其是拉米夫定和替比夫定。耐药后应及时改变治疗方案,进行"挽救治疗"。因此需要每3个月到医院检查一次,判定药物的疗效,监测不良反应和耐药。

通过干扰素抗病毒治疗在临床上已广泛使用,这使很多乙肝患者的病情得到改善。虽然干扰素在治疗过程中会出现一些副反应,但是干扰素治疗不但能帮助乙肝患者持续抑制乙肝病毒,获得正常肝功能,还能激发人体自身的免力来有效抑制乙肝病毒复制,减少在停药后的复发率,有些患者还能获得保护性抗体。因此,只要患者与医生紧密配合,在医生地严密观察和指导下,副反应往往随着治疗次数增加而减弱,停药后会彻底消失,没必要因惧怕而延误疾病治疗。

误区 87. 乙肝抗病毒治疗的对象不明

不少患者对乙肝抗病毒治疗的对象不明确,用药不规范,这是很危险的。

慢性乙肝治疗的关键是长期、规范化抗病毒治疗,最基本的治疗目标是乙肝病毒 DNA 阴转,ALT 复常。鉴于现有抗病毒治疗不能根除乙肝病毒,且长期疗效有限,所以在治疗开始前,须仔细考虑患者年龄、病情、疗效和药物的潜在毒副反应,慎重选好治疗对象,把握好治疗指征。

(1)一般适应证:主要指进入免疫清除期的乙肝 e 抗原阳性慢性乙肝和进入再激活期的乙肝 e 抗原阴性慢性乙肝。我国新版慢性乙肝防治指南规定:①乙肝 e 抗原阳性者,乙肝病毒 DNA≥10^5 拷贝/毫升(相当于 2000 国际单位/毫升);乙肝 e 抗原阴性者,乙肝病毒 DNA≥10^4 拷贝/毫升(相当于 2000 国际单位/毫升)。②ALT≥$2×$ULN(即 ALT 为 80 单位,正常是 40 单位;正常高值);如用干扰素治疗,ALT 应≤$10×$ULN,血清总胆红素应<$2×$ULN(即血清总胆红素为 34 微摩尔/升,正常是 17 微摩尔/升)。③ALT<$2×$ULN,但肝组织学显示明显炎症坏死或纤维化。参考美国指南并根据我们的临床实践,对乙肝 e 抗原阳性慢性乙肝的初发病例,亦可先观察 3~6 个月,如出现乙肝 e 抗原的自发性血清学转换(乙肝 e 抗原从阳性转阴性、乙肝 e 抗体由阴性变阳性),便可省去抗病毒治疗。

(2)重点关注对象:①慢性乙肝病毒高载量伴有进行性肝纤维化

的患者,易发展为乙肝肝硬化,应及时有效地进行抗病毒治疗,制止或延缓病情进展。

②乙型肝炎肝硬化,包括代偿期乙型肝炎肝硬化、失代偿期乙型肝炎肝硬化的患者。有些乙肝患者的病情已经发展为肝硬化,甚至出现了腹水、消化道出血、肝昏迷等肝功能失代偿的表现,只要能检出乙肝病毒 DNA,不论 ALT 或 AST 是否升高,都需要及时抗病毒治疗。有研究证据表明,抗病毒治疗不仅可防止肝硬化失代偿,而且部分还出现了意外的逆转效果,给患者带来了福音。其实,近年上市的新一代核苷类抗乙肝病毒药物不仅能缓解肝硬化患者的病情,而且还很安全。国内外医生对乙肝肝硬化患者抗病毒治疗的研究均取得了较大的进展并积累了一定的经验,其中在国外的一项研究中,一些准备接受肝移植的失代偿期肝硬化患者,在手术前接受了抗乙肝病毒的药物治疗,治疗后,有 2/3 的患者肝功能明显好转,甚至收到了暂缓手术的效果,生活质量也有所改善,部分免除了肝移植需求。

③对于因其他疾病而接受化疗、免疫抑制剂治疗的乙肝表面抗原阳性者,即使乙肝病毒 DNA 阴性和 ALT 正常,也应在治疗前开始进行预防性抗病毒治疗。有不少患者因忽略了抗病毒治疗,从而诱发重症肝炎、肝衰竭的病例。

④年龄偏大(>40 岁)的慢性乙肝病毒携带者,特征是乙肝表面抗原阳性、乙肝 e 抗原阳性或阴性、乙肝病毒 DNA 阳性、ALT 正常的患者,特别是男性或有原发性肝癌家族史者应密切随访,动态观察ALT 变化或疾病进展的证据(如脾脏增大),并强烈建议做肝组织学检查,目的是及时发现部分从携带者转变为乙肝的患者,并积极进行抗病毒治疗。

避免不规范治疗,如非活动性乙肝表面抗原携带者(特征是乙肝表面抗原阳性、乙肝 e 抗原阴性、乙肝病毒 DNA 阴性、ALT 正常),在一般情况下不需要抗病毒治疗;处在免疫耐受期的慢性乙肝病毒携带者也不适合抗病毒治疗(利少弊多),国内外指南均未推荐。

知识窗

需要抗病毒治疗的适应症有哪些

（1）乙肝病毒 DNA$\geq 10^5$ 拷贝/毫升，丙氨酸转移酶$\geq$正常值的 2 倍。

（2）乙肝病毒 DNA$\geq 10^4$ 拷贝/毫升，丙氨酸转移酶$\geq$正常值的 2 倍，e 抗原（e 抗原）阴性。

（3）对部分肝功能正常但是病毒量较高（乙肝病毒 DNA$\geq 10^5$ 拷贝/毫升）的慢性携带者，尤其是年龄$>$35 岁时，可考虑进行肝活检，若检查发现存在中度或中度以上肝组织炎症或肝纤维化，则考虑给予抗病毒治疗。

（4）已经出现明显肝硬化表现的患者，不论是"大三阳"还是"小三阳"，不论丙氨酸转移酶是否升高，只要病毒量较高，都应考虑使用核苷类药物抗病毒治疗。

误区88. 接受抗病毒治疗没有什么原则和基本点

有人认为，接受抗病毒治疗没有什么原则和基本点。其实，接受抗病毒治疗时，最好遵守"三大原则"，把握好"起点"、"拐点"和"终点"这三个基本点。

乙肝治疗所遵循的三大原则是：

（1）不要擅自停药。科学规范的抗病毒治疗有助于预防肝硬化、肝癌的发生，延长乙肝患者的寿命，这一结论已被大规模临床试验所证实。擅自停药，必然使过去的治疗前功尽弃，甚至病情反弹。为了避免罕见的不良反应，舍弃实实在在的治疗效果，这只会让病毒卷土重来，确实是因噎废食。

对于停药,不是不能停药,而是要科学停药。具体到占慢性乙肝60％的 e 抗原阳性患者,科学停药的前提就是"双达标",即乙肝病毒 DNA 检测不到,同时发生 e 抗原血清学转换(即 e 抗原消失,出现 e 抗体),在此基础上坚持治疗一段时间,就有希望停药。虽然在实现"双达标"方面,替比夫定更有优势,但何时停药还要按医嘱执行。

(2)不要忽视随访。抗病毒治疗需要坚持相当长的时间,其间一定要遵照医嘱定期回门诊随访,这有助于第一时间发现不良反应。复查时,有些患者可能肌酸激酶(CK)增高,但不必过于紧张。这一现象不只见于核苷(酸)类药,高血压药、降脂药等药物也存在类似的情况。此时如果没有肌肉疼痛、肌无力的症状,就不必停药,但要定期复查 CK,而且要查得更频繁些。

(3)不要麻痹大意。虽然肌病发生率不高,横纹肌溶解更是非常罕见,而且横纹肌溶解也可以由于剧烈运动和药物导致运动性横纹肌溶解和药物性横纹肌溶解,但患者也不要掉以轻心,如果感到肌肉疼痛或无力,必须尽快去医院复诊,以便医生做出相应的处理,这样就可以预防严重不良事件的发生。

乙肝治疗所属把握好的三个基本点:

(1)治疗"起点"就是掌握好治疗的适应症。目前认为,如果乙肝病毒 DNA 复制活跃,同时转移酶升高两倍以上,就要开始抗病毒。如果转移酶在 1～2 倍之间,要根据肝脏病理变化、年龄是否大于 40 岁、是否有肝癌的家族史,决定是否治疗。如果是肝硬化的患者,只要病毒复制活跃,就应开始治疗。

(2)治疗"拐点"主要针对的是患者常用药——核苷(酸)类药,过去是指用完整 1 个疗程;现在则是用到 3 个月至半年,如果对病毒的抑制效果较差,就应该考虑加药或换药。过去治疗就好比要等秋后算账,现在治疗则在夏季就能看出庄稼的长势,可以及时调整了。

(3)治疗"终点",则是何时停药的问题。使用干扰素的患者,疗程是半年至 1 年,总的来说,疗程相对固定,但疗程越长,疗效越好。

对用核苷（酸）类药的患者，情况较为复杂，e抗原阳性者，应在转阴后继续用药半年至1年；e抗原阴性者，转移酶恢复正常、乙肝病毒DNA转阴后要再继续用药1年以上。

抗病毒的过程很漫长，其直接目标是抑制病毒，改善肝功能；长期目标则是减少肝硬化、肝癌发生率，提高存活率。到目前为止，免疫疗法、治疗性疫苗等还没在任何国家得到疗效证实，所以千万不要听信"打一针就转阴"的宣传，以免上当。

误区 89. 乙肝选用抗病毒药无需把握"三看"

在乙肝治疗中，有人认为乙肝选用抗病毒药无需把握"三看"。其实，应该遵循"疗效、耐药风险和安全性"三大要素。

（1）看疗效，慢性乙肝是乙肝病毒感染引起的慢性疾病，乙肝病毒的持续复制会引起肝脏组织的炎症和损伤。因此，要选择能够强效持久降病毒的药物，将病毒持续抑制在尽可能低的水平，从而持久稳定地控制病情，遏制疾病向肝硬化、肝癌进展。

（2）看耐药，要将耐药发生率降至最低。耐药问题仍然是目前的乙肝抗病毒治疗中不可避免的难点。一旦遭遇耐药，不但导致抗病毒药物失效、病毒反弹，患者还将在不断加药换药的过程中承受着额外的治疗成本。有数据显示，在患者发生耐药后需要额外负担的治疗费用，仅专家门诊、住院治疗、耐药检测等费用，就会对每一位患者在耐药发生后的第一年，造成约4000元人民币的额外费用。而这些还没有包括治疗药物本身的费用、患者就医的交通费、误工费等。

（3）看安全性，选择乙肝药物和选择其他药物一样，需了解药物的不良反应、临床数据、使用经验，以及产品品质。由于慢性乙肝治疗周期较长，药物的品质和安全性就显得尤为重要。除药物上市前的大规模临床试验数据外，药物在实际临床治疗中的数据积累也是确保药物合理使用的重要依据。患者要尽量选择拥有大量临床试验数据支持、经过了长期临床实践验证的可信赖的药物。

误区 90. 检查结果升高就开始抗病毒治疗

有的患者,当转移酶或乙肝病毒 DNA 定量等检查结果轻度升
高时,就开始抗病毒治疗,这个观点并不正确。

当丙氨酸转移酶≥40 单位,并<80 单位时,都可称为轻度升高,
一般来说,"轻度升高"不主张立即给予抗病毒治疗,特别是 40 岁以
下的人有这种"轻度升高",更不要急于治疗。因为这时还不能排除
其他原因(非肝炎因素)引起的丙氨酸转移酶"轻度升高",要请医生
分析和观察。我国《慢性乙肝防治指南》规定,有乙肝病毒复制,又有
丙氨酸转移酶≥80 单位,才能给予抗病毒治疗。如果达不到治疗的
"门槛",又一定要求治疗,则应当进行肝穿刺,经肝脏活体组织检查
证明肝脏确实存在炎症、明显的肝纤维化,才能给予抗病毒治疗。

转移酶轻度升高不用怕,也不要着急,更不要贸然抗病毒治疗。
正确处理应是:第一,再复查一次或二次转移酶,看是不是真的"升
高"。第二,复查"二对半"和乙肝病毒 DNA,如果是属于"非活动性
表面抗原携带者",不需要治疗,更不是抗病毒治疗的适应症。

有人认为,乙肝病毒 DNA 定量高,就必须进行抗病毒治疗,不
治疗病毒就会越来越多。其实,乙肝病毒 DNA 含量高,不是抗病毒
治疗的条件。对乙肝病毒携带者而言,由于机体免疫系统处于免疫
耐受状态,肝脏内并无免疫清除作用,此时,乙肝病毒 DNA 含量可
很高,而重型肝炎,免疫功能提高,有强烈清除病毒的作用,乙肝病毒
DNA 含量反而很低,因此,治疗与否,不单纯看乙肝病毒 DNA 的含
量。血浆中乙肝病毒的半衰期约 24 小时,每日转换率 50%,就是不
治疗,乙肝病毒 DNA 含量也不会无限制的升高。

误区 91. 抗病毒时机不对,不该抗时抗,该抗时不抗

乙肝抗病毒治疗一定要选对时机,不能该抗时不抗,不该抗时抗。

所谓"不该抗时抗病毒",指的是为真正的慢性乙肝病毒携带者抗病毒的选择不当。慢性乙肝病毒携带者,病毒载量一般都很高,按照常理来讲,病原微生物之——病毒侵入了机体,在肝脏中不断繁殖,绝对有将敌人清除于国门外之理,但在患者的机体免疫功能未调动起来之前,强行抗病毒一则达不到治疗目标,二则长期应用核苷(酸)类药,对于携带者来说,更容易发生病毒变异,会为将来抗病毒带来困难。因此无论是美国、还是欧洲、亚太地区还是我国,在《慢性乙肝防治指南》中都明确指出,慢性乙肝病毒携带者不是抗病毒治疗的对象。

而"该抗时不抗病毒",指的是当患者转移酶明显升高时,强行用一些强有力的降酶药物(例如联苯双酯),要一等再等转移酶下降后再行抗病毒治疗。殊不知抗病毒治疗疗效之好坏,尤其是 e 抗原阳性的慢性乙肝,抗病毒治疗前,转移酶水平越高,达到 e 抗原消失或 e 抗原血清转换的比例越高,也就是达到治疗目标的比例越高。目前,《中国慢性乙肝防治指南》中,对于抗病毒治疗时转移酶数值之限制,应用 α-干扰素,要求在正常值 10 倍(400 单位/升)以下,而对于核苷(酸)类药,根本未做最高值限定。肝炎患者一定莫错良机啊!

确诊为慢性乙肝的患者,如果转移酶升高或者肝活检证实肝组织有明显慢性炎症,同时血清乙肝 e 抗原、乙肝病毒 DNA 阳性者,都应该进行抗病毒治疗。

如果转移酶正常并且肝活检未发现肝组织有明显炎症活动,虽有血清 e 抗原或者乙肝病毒 DNA 阳性,只表明是乙肝病毒携带者或者是慢性乙肝静止期,暂时不必抗病毒治疗,但需要定期到医院复

查。一旦出现转移酶异常再及时治疗。

误区 92. 乙肝"大三阳"必须抗病毒治疗

有人认为,乙肝"大三阳"必须抗病毒治疗,否则就会走所谓的危险"三部曲"。

其实,肝癌并非乙肝患者的必由之路。乙肝与肝癌关系密切,大部分的肝癌曾患过乙肝或肝硬化,但不是每一位肝炎患者都患肝癌。目前,国内外公认的有效抗病毒药物,主要有干扰素及核苷(酸)类药,但应用时要注意适应症,也就是应用时机非常重要,这个时机要靠专业医生根据病情和肝功能、B超等综合判断。不可自己盲目用药,否则,效果不好,还可能导致不良后果。通过有效的抗病毒治疗,可以明显的减少肝硬化、肝癌的发生。所以,所谓的危险"三部曲"不是必然的。

误区 93. 治疗乙肝用抗病毒药足矣

不少乙肝患者认为,乙肝是感染乙肝病毒所致,只要用抗病毒药就可以治好,用其他药纯属多余。有些乙肝患者的病情已经发展为肝硬化,甚至出现了肝腹水、消化道出血、肝昏迷等肝功能失代偿的表现。这些患者只是进行抗病毒治疗而忽视其他药物的联合应用,导致病情加重已经为时晚矣。因此,肝硬化患者在一定的条件下仍可在医生的指导和监测下进行其他药物与抗病毒联合治疗,以达到缓解病情的目的。

核苷(酸)类药包括了拉米夫定、阿德福韦酯和恩替卡韦,他们有各自的特点,根据其特点,可以与医生一起来选择抗病毒药物。抗病毒治疗的确是治疗乙肝的关键,但现有的抗乙肝病毒药,只能抑制乙肝病毒复制,不能清除之,清除病毒还要靠机体的免疫力。所以《中国慢性乙肝防治指南》指出：慢性乙肝的治疗包括抗病毒，免疫调节及抗炎保肝，抗纤维化等治疗。近些年来，多种新的免疫调节剂和免疫治疗剂在清除乙肝病毒中已展现出重要作用。抗病毒药加免疫调节药治疗的疗效优于单纯抗病毒治疗已经日益得到公认。此外，破坏的肝细胞需要保护，肝纤维化需要逆转，所以按照《中国慢性乙肝防治指南》制定的综合治疗方案进行治疗，才能缩短乙肝的治疗进程，早日康复。

误区 94. 不知道乙肝抗病毒用什么药

现被证实具有抗病毒治疗作用的药物主要有干扰素和核苷（酸）类药两大类。

干扰素根据制剂不同又分普通干扰素和长效干扰素，普通干扰素需要每天或隔天 1 次进行皮下注射，虽不方便使用，疗效稍差，但价格便宜；长效干扰素，比如聚乙二醇干扰素，只需每周注射 1 次，使用方便，疗效好，但价格昂贵。

核苷（酸）类药发展较快，目前在我国上市的有拉米夫定、阿德福韦酯、替比夫定和恩替卡韦 4 种，该类药优点是抗病毒疗效确切、副作用少、使用方便，缺点是服药时间长，不能擅自停药，长期治疗成本较大，并可能导致病毒变异而产生耐药。

干扰素和核苷（酸）类药都有抑制乙肝病毒的作用，而干扰素同时还是免疫调节剂，具有免疫调节和直接抗病毒作用。两类抗病毒药，各有优缺点。

干扰素治疗时间为 6～12 个月，疗效的指标是：清除"大三阳"；血清转移酶正常；血清病毒检不出来。干扰素通过激发患者的免疫力而获得疗效，停药后疗效相当稳定。正因为干扰素须通过免疫激发获得疗效，所以每个人的反应很不一样，一个疗程能全部达到 3 项疗效指标的只有约半数患者，即使再用一个疗程也只有 70%～80%

的疗效。此外,用干扰素治疗有不少不良反应,但是只要按规定作检查,同样是安全的。

核苷(酸)类药抑制病毒复制的活性作用很强,能很快抑制乙肝病毒复制,而且对绝大多数患者都有效。每天只要一片药,很方便,很少有不良反应。然而核苷(酸)类药物对"大三阳"的作用很慢较弱,疗效不稳定,需长期服药,不能随意停药。要用好这类药,必须严格听从医生的指导。

每位慢性乙肝患者的情况不同,要求不同,因此不能绝对说哪种药物比较好。须按病情和个人其他情况,从各个药物的特点选择较适合的某一种。有一些人对乙肝已有相当的认识,对疾病和治疗有较正确的态度,能顽强坚持抗病毒治疗;有些患者经济不宽裕,但如果能坦率地和医生商讨,也能寻求一个适合自己的治疗方案。

误区 95. 抗病毒期望值过高,忽视疗效,副作用和价格

有人认为,没有转阴就是治疗不成功。实际上,病毒感染人体以后就像野草在人体扎了根,抗病毒药物还不能根除乙肝病毒,只要坚持长期的抗病毒治疗,不让病毒复制,就可以延缓疾病进展。

有患者抱怨,为什么有人疗效特别好,而自己已经治疗一两年了,病毒仍为阳性,医生要求继续治疗,不让停药。事实上,不同的患者,病情各异,治疗的效果会不同,停药时间也不能一刀切。

由于一些乙肝病毒感染者在社会上受到一定的歧视,造成他们迫切追求所谓转阴治疗,并对乙肝的抗病毒药物期望值过高。在抗病毒治疗期间,不去注意肝功能改善和乙肝病毒 DNA 的抑制,而一味期望乙肝病毒表面抗原阴转。其实,目前的乙肝抗病毒药物仅能起到抑制乙肝病毒复制的作用,并不能把乙肝病毒从体内完全清除。抗病毒治疗的目的是抑制乙肝病毒的复制,改善肝脏功能,缓解肝细胞的病理损害。要坚持持久的治疗,使乙肝病毒长期处于抑制状况,

最终达到乙肝病毒 DNA 阴转,肝功能恢复,e 抗原阴转,并出现 e 抗体的病毒"冬眠"状况,使肝细胞得到保护。

还不少患者认为,乙肝抗病毒药无论在疗效、副作用,还是在价格方面均应该是令人满意的。其实,治疗慢性乙肝的抗病毒药物干扰素(皮下注射)和核苷(酸)类药(口服)并非十全十美。首先,抗病毒治疗疗效有限,并不能完全清除病毒,只能有效抑制病毒,因此有效的抗病毒治疗可长期将病毒牢牢控制,不让其继续破坏肝脏。其次,各种药物都有其优缺点,干扰素治疗疗程相对短,但副作用较多;口服药物副作用少,但疗程相对较长。如何更好的扬长避短,这需要医生与患者很好的配合。抗病毒治疗一个疗程的花费都在 6000 元以上,但随着药物种类的不断增多及我国医疗体制改革的不断深入,慢性乙肝患者将能享受到更加廉价的抗病毒治疗。

乙肝抗病毒决不是一条坦途,但只要我们选择正确的药物、选择科学的方案,并且坚持到底,就一定可以走上一条希望之路,最终实现停药。

误区 96. 乙肝抗病毒治疗的选药没有原则可循

许多乙肝患者认为,乙肝抗病毒治疗的选药没有原则可循。其实不然。

在选择口服抗病毒药物时要遵循"三少"原则,即:肝硬化、肝癌少,不良反应少和花费少。

(1)肝硬化、肝癌少:乙肝治疗的根本目标就是减少肝硬化、肝癌的发生率,有研究发现,经过拉米夫定治疗 36 个月后,疾病进展减少55%,肝癌的发生率减少 51%。10 年随访结果更是发现坚持长期口服抗病毒药物治疗,不仅可使肝纤维化得到显著改善,甚至使得部分患者早期肝硬化得到逆转。

(2)不良反应少:乙肝患者为了安全起见除了要坚持定期监测

外,还应该尽量选择那些上市时间长、使用人群广、不良反应少的药物,尤其是肝硬化等特殊人群更需要将安全性时刻牢记在心。其中,拉米夫定上市已经十年,不良反应少,安全性与安慰剂相似。替比夫定治疗期间需要注意定期监测肌酸激酶(CK)水平,恩替卡韦则需注意乳酸酸中毒。

(3)费用少:虽然目前四大核苷(酸)类药已经进入医保,但是报销比例还是和药价高低直接相关,而抗病毒治疗是长期过程,所以乙肝患者在选择口服抗病毒药物时必须考虑经济因素,选择自己至少能够坚持 2～3 年的药物。

坚持"三少"原则选药,主要是让患者从自己的实际情况出发,选择适合自己的药物,这样才能保证坚持长期的治疗,减少肝硬化和肝癌的发生。

误区 97. 抗病毒药物选择不合理,用药方案不正确

对于每个具体的患者,治疗方案都不尽相同,治疗方案的制定要参考诸多因素,合理不合理没有统一标准,治疗后能否达到治疗目标就是对治疗方案合理与否的最好检验。不了解两类抗病毒药物的不同作用机制,应用 a 干扰素时要求乙肝病毒 DNA 像核苷(酸)类药下降一样快。看到乙肝病毒 DNA 下降的不理想就立即停用 a 干扰素。还有的患者为了达到清除乙肝病毒的目的,盲目联合多种抗乙肝病毒的药物。许多患者不知晓如何选择抗病毒药,该选哪类抗病毒药,这是很危险的。

核苷(酸)类药和干扰素的药物性质不同,治疗反应也不一样。患者应先花点时间弄清楚两者的差异,再下决定也不迟。

如果你是一位中老年患者,尤其是有糖尿病或高血压的老人,可能选择核苷酸类药比较安全有效。治疗糖尿病和高血压的药都是要长期服用的,再增加一种也要长期服用的核苷类药,相信你能接受。

如果你是年轻人，不大容易接受长期服药，尤其是还未生孩子的男女青年，由于抗病毒药物都未作过胚胎致畸的临床试验，服药期间不能受精和怀孕，当然以短期能停药的干扰素治疗比较好。

如果你同时有其他疾病，如自身免疫病、甲状腺功能亢进或功能低下、未控制的糖尿病、未控制的高血压、癫痫等，这些疾病是干扰素的禁忌证，但可安全、有效地应用核苷（酸）类药，且很少有药物冲突。

同是慢性乙肝，病情不同也应有所选择。如严重的肝病：不易消退的黄疸、腹水，血常规检查显示白细胞或血小板很低，都不能用干扰素，但可安全地应用核苷（酸）类药。

只是，大多数既可用干扰素、也可用核苷类药物的患者要如何选择呢？

如果干扰素治疗能获得疗效，当然是用干扰素较好，理由是：可以停药，疗效比较稳定，可以较快清除"大三阳"，停药后几年内甚至有清除"小三阳"的希望。但不是所有用干扰素的患者都能达到。而核苷（酸）类药要维持疗效却是绝大多数都能获得的。因此，要求积极的患者可以选择干扰素；要求稳当的患者可以选择核苷（酸）类药。

误区 98. 乙肝抗病毒药物不存在局限性

有不少人认为，乙肝抗病毒药物不存在局限性。其实不然。

慢性乙肝并非用上干扰素或拉米夫定就万事大吉了，更不是用药后一定会康复。其实，抗乙肝病毒药都有其局限性，目前所有抗病毒药都对乙肝病毒复制的原始模板（cccDNA）无效，一旦停药，乙肝病毒就很快以 cccDNA 为模板继续复制，结果大量新生乙肝病毒又猖獗起来，造成肝病复发。医学家们指出，如坚持长期用药，最大限度地压制体内病毒的复制，再加上自身的免疫功能参与，方可最终将病毒清除，患者才有可能康复。

慢性乙肝患者的用药，必需消除速战速决、一蹴而就的观念，要有长期用药的准备。"速效论"是假话,不能相信。

抗乙肝病毒药的另一个局限性为患者对其"应答率"不是100%(应答指患者用药后乙肝e抗原转阴,乙肝e抗体转阳,乙肝病毒DNA转阴,转移酶正常),干扰素治疗慢性乙肝的"应答率"在40%左右,而远期应答率仅为30%左右。拉米夫定治疗慢性乙肝时,用药1年,乙肝e抗原转阴率不到20%,发生乙肝e抗体转阳者仅15%左右,尽管乙肝病毒DNA转阴率高达96%~100%,但乙肝e抗原不转阴或乙肝e抗体不转阳,就易于复发。因此,我们既要看到抗病毒药的有效性,也要了解其局限性,正确认识这些药物,不能因其"局限性"而弃之不用,也不能因其"有效"而盲目乐观。

误区 99. 监测和随访也不能发现抗病毒药副作用

有人认为,定期监测和随访也不能发现抗病毒药副作用。其实不然。

通过定期监测和随访,药物的副作用"一露尖尖角",就会被抓个正着,无处可藏。有些患者由于"惰性"和"轻敌"心态作祟,往往等出现了副作用的症状之后才急着去检查,而错过了最佳"补救"时机。一旦临床上出现症状之后治疗起来就会比较被动,所以必须根据药物的一些特点进行定期随访。

干扰素抗病毒的效果是肯定的,但干扰素的副作用也非常明显,实际上它分两大类。一种就是刚一打进去就出现的副作用,患者就很容易知道,包括发烧、肌肉酸痛、全身疲乏,像感冒一样的。这种症状大概在注射最初的时候会出现。一种是迟发性的副作用,干扰素注射久了以后,它可能会出现影响到其他系统的一些副作用。包括白细胞减少、内分泌的紊乱、也可能会诱发免疫系统的改变,还有一种情况是我们临床医生都比较容易忽略的,就是引起精神的抑郁。使用干扰素如果出现了非常严重的骨髓抑制,而且用药治疗以后,骨髓抑制不能得到改善,就要考虑停药。还有可能出现了明显的血糖、自身抗体降低,及明显抑郁的,即使疗程不到一年,有的只有几个月,也是要停药的。通过定期随访可以发现上述的严重副作用。

服用阿德福韦的患者,除了要常规检测外,还要监测肾功能。在每天服用30毫克阿德福韦时,有8％的患者出现了轻度的肾损害。但目前上市的剂量都是10毫克,其临床实验做了5年,安全性很好,肾损害也是很罕见,没有发现肾衰竭的患者,所以使用阿德福韦的患者不要害怕肾损害。但是由于患者的个体差异,用了阿德福韦脂以后,患者3个月或者半年左右应该检测一下肌酐和血磷水平。

替比夫定在使用过程中,发现有8％～12％的患者会出现肌酸激酶(CK)水平升高。如果患者不知道自己的CK升高,又参加了重体力劳动,甚至一些过量的运动,有可能导致一些严重的不良反应,比如肾衰竭等。因此在使用替比夫定的过程中,要每3个月定期监测CK水平,同时注意避免过多的运动。如果患者出现持续肌肉的酸痛,这个时候为避免更严重的副作用就应该考虑停药或者换药。

误区100. 抗病毒治疗过程中乙肝病毒不会发生变异

有不少人认为,乙肝病毒不会发生变异。其实不然。

病毒变异就是在抗病毒治疗过程中,病毒经过锻炼以后,对药物产生了抵抗力,就像农民锄地,手摸锄把,时间长了手就会长出茧子一样,这茧子实际上就是一种皮肤细胞的变异,病毒也会出现那种变异。病毒变异就是大家所说的耐药,所有的抗病毒药都有可能产生耐药,就像抗生素对于一些细菌,也可以发生耐药一样,现在通过对于核苷(酸)类药不断的开发,这些问题会逐渐的得到解决,只要患者定期到医院随访,及时更换治疗方案,完全能够使病毒再次受到抑制。

慢性乙肝是个复杂多变的疾病,在抗病毒药物和人体免疫压力下,病毒常常发生变异,这就导致治疗失败。治疗过程中、患者病情也经常波动,出现反复,这不一定归咎于抗病毒药物的应用。另外,慢性乙肝患者的免疫功能失调,在治疗中可发生"混合感染",如乙肝＋丙肝,乙肝＋丁肝,乙肝＋甲肝等,或乙肝合并脂肪肝,有时又因滥用药、饮酒等,使病情复杂,治疗更困难,这都不是抗病毒药的过错。分析和找到失败原因再采取措施,仍然会取得疗效。

因此,在应用抗乙肝病毒药过程中,要细致观察,多方分析,抗乙肝病毒药不是"万能灵药",其他药物如抗肝纤维化、调节免疫功能方面的辅助用药也是非常必要的。治疗乙肝失败,不能否定抗病毒药物,大家也不可苛求抗病毒药。乙肝治疗学发展至今,最大的进步是确立了抗病毒为主的综合治疗战略,如果不去抗病毒,就要走回头路,千百万乙肝患者将无所适从。当然,对抗病毒药的不足,科学家早已察觉,现在正深入研究和开发更有效的抗病毒药,应当说前景是乐观的。

误区 101. 选抗病毒药只看耐药率,不考虑综合因素

在制定慢性乙肝治疗方案时,很多患者过分惧怕病毒耐药,把"耐药率"当成选药的唯一准则。

其实,选药跟选对象一样,没有最好的,只有最适合你的。"耐药率"应该是选药时需要考虑的综合因素之一,但不是全部。医生在选择药物的时候,还要根据患者的病情,药物的安全性,患者的经济承受能力等因素综合考虑。例如,如果患者选择自己超过负担能力的抗病毒药物,就会影响长期治疗。临床上很多患者因为经济能力无法继续治疗,从而中断治疗导致病情的加重。乙肝是一个需要长期治疗的疾病,应从疗效、安全性及费用等多方面进行综合衡量。

另外,即使选择了耐药率较低的口服抗病毒药物,乙肝患者也不能"高枕无忧"。认为耐药不会降临在自己身上,就不定期随访。目

前的口服抗病毒药物都可能发生耐药,在治疗过程中只要定期随访,耐药是可以被预防和管理的。

误区 102. 一旦耐药,以前的治疗就白费了

不少慢性乙肝患者担心体内乙肝病毒耐药变异后,以前的治疗就白费了。因此打起退堂鼓,不愿意进行抗病毒治疗。这是一个在乙肝患者中普遍存在的误解。

慢性乙肝的发展规律就好比"逆水行舟,不进则退",一旦放弃抗病毒治疗,乙肝病毒就肆无忌惮开始疯狂繁殖,肝功能出现异常,导致病情恶化;相反,如果坚持抗病毒治疗,就能打压病毒复制的气焰,延缓疾病进展。所以即使发生了耐药,在之前进行的抗病毒治疗中,患者也是受益的。

在全球大规模的研究中,经过抗病毒治疗的患者肝硬化、肝功能失代偿和肝癌的风险都明显低于没有受过抗病毒治疗的患者。例如:拉米夫定在我国有一项专门治疗肝硬化的研究,实验证明,拉米夫定能减少慢性乙肝和肝硬化或晚期肝纤维化患者发生肝脏并发症的危险。拉米夫定提供的保护作用很大,减少大约 50% 的疾病进展。即使发生了变异,在治疗期间,它仍然延缓了疾病进展,为进一步治疗赢得了时间。另外,也不是所有服用拉米夫定的患者都会出现耐药。目前还有不少患者从拉米夫定上市一直服用至今也没有发生耐药。有研究证实,服用 5 年以上没有发生耐药的患者很少再发生耐药。

乙肝患者应该认识到,即使发生耐药,抗病毒治疗也能有效延缓疾病进展,治肯定比不治强。据全球大规模的研究证实,通过 3 年抗病毒治疗,可以使疾病进展的风险减少 55%,肝癌发生的风险减少 51%。即使耐药,其治疗效果依然明显高于不治疗的效果,依然可降低肝硬化、肝癌发生率。

　　耐药并不是乙肝治疗的难题。患者完全没有必要因为害怕耐药的发生,而拒绝口服抗病毒药物治疗。乙肝患者通过坚持随访,医生能够尽早发现耐药端倪,尽早有效预防和管理耐药,加用无交叉耐药位点的药物,不仅可在耐药发生前"防患于未然",且能大大提高治疗效果。

误区 103. 抗病毒药耐药不可预防

　　有人认为,抗病毒药耐药不可预防,其实不然。

　　抗病毒药耐药必的预防可以下八方面入手。

　　(1)使用强效的抗病毒药物,快速持续抑制病毒载量至不可测水平。病毒耐药的发生与病毒抑制程度密切相关,减少耐药发生率首先是减少血液中病毒的数量,或者尽可能降低病毒载量。病毒复制越低,发生变异的可能性越小,耐药率的发生也就越低。

　　(2)选择具有高耐药基因屏障的抗病毒药物,也就是需要多个位点同时突变才能产生耐药的药物。"耐药基因屏障"好比一堵墙,1个位点发生变异的几率大概为 1/50000,而 3 个位点同时发生变异的几率则在 1‰左右。初始治疗应选择抗病毒活性强、低耐药的药物,这已经是当今国际医学界对慢性乙肝治疗的共识。

　　(3)提高用药的依从性,在进行治疗之前,患者应了解整个治疗的时间以及治疗过程中的注意事项,同时建立治疗档案,定期随访。患者应杜绝滥用药物,不随意停用,严格遵照医嘱服药。

　　(4)抗病毒治疗 3 个月内疗效不明显,需要及时调整方案,更换其他药物治疗。

　　(5)避免单药序贯治疗。不要用一段时间拉米夫定,又换成阿德福韦,过一段时间又换成恩替卡韦,这是非常错误的。

　　(6)不盲目联合用药。干扰素联合核苷类抗病毒药物不能增加疗效,几种核苷(酸)类药联合使用有可能导致多药交叉耐药情况发生,也不值得提倡。

（7）严格掌握抗病毒适应症,对于肝功正常,也没有肝组织学炎症证据的患者不要轻易使用抗病毒药物治疗。

（8）抗病毒治疗整个过程需要按照乙肝防治指南的要求,善始善终,不要随意更改或终止治疗。

误区 104. 不求甚解,盲目停用抗病毒药

临床治疗乙肝时,常常发现以下场景:

◇ 还没开始用药,就一直询问医生服药后能不能尽快停药。

◇ 以停药为治疗目标,检测指标稍有好转就自行停药。

◇ 患者不是学医的,对药物不了解、不清楚。

◇ 进行抗病毒的药物治疗乙肝病毒 DNA 一转阴就马上停药

◇ 患者可能因为经济上的原因,原本以为吃 2 年药就能稳定病情,后来发现要吃 5 年,因为经济原因被迫停药。

◇ 有的患者吃了一段时间药以后肝功能正常了,就停药了。

◇ 停药标准千篇一律,本末倒置,认为停药是乙肝治疗的终点。

◇ 只认转阴不认其他,自行盲目停药。

◇ 迷信各类"奇门偏方",妄想一步停药。

◇ 患者盲目追求停用抗病毒药,认为停药即为治愈,忽略停药后的复查,以至于病毒反弹后没能及时得到控制。

事实上,乙肝病毒在肝细胞内复制的特点决定了乙肝病毒的清除是一个长期的过程。值得关注的是,即便是经过治疗达到中外乙肝治疗指南提出的停药标准后,大部分患者在停药后仍会出现病毒反弹的现象,需再次治疗。

国内外《乙肝防治指南》均统一、明确指出:乙肝抗病毒的治疗目标是延缓疾病进展、减少肝硬化、肝癌的发生,这才是乙肝抗病毒的根本目的。2010 年最新版的《慢性乙型肝炎防治指南》明确指出:在

进行口服抗病毒治疗的患者中,"大三阳"患者总疗程至少要 2 年,而"小三阳"患者的总疗程至少 2.5 年,同时指出,疗程越长,复发率越低。近期国内的一项万人调研结果显示:在口服抗病毒患者中,52%患者自行停药,自行停药的患者种有 57%的患者病情加重。

停药并不等于停止抗病毒治疗,更不应该被视为乙肝治疗的终点。对大部分乙肝患者来说只有通过长期的抗病毒治疗,最大限度地抑制病毒复制,才能达到控制病情的目的。

误区 105. 擅自做主,漏药停药

一个人帮一件好事并不难,难在一辈子做好事。同样,对部分乙肝患者来说,坚持 2~3 个月每天吃药还算容易,但是连续 2~3 年就比较困难。尤其是对于工作繁忙的上班族而言,隔三差五的出差、加班、应酬等状况,很容易造成"漏服"。当抗病毒治疗取得阶段性胜利后,有些患者也会掉以轻心,觉得没什么问题了就会自行"停药"。

听专业医生的话,被称为依从性好。大量的事实证明依从性好的患者获得的治疗效果也好。医生没有让停药或减药的时候千万不能擅自做主。因为药物需要维持一定的血药浓度才能起到抑制乙肝病毒复制的效果,每天吃药,正是要维持这个浓度,如果吃一天,停一天,血液中药物的浓度减少,不仅不能很好的抑制病毒复制,而且还会使病毒变得"皮实",容易导致耐药的提前发生和疗效下降。还有的患者在 1~2 次检查后发现病毒转阴了,就自行减药停药,也会给病毒以可乘之机,卷土重来。因此在治疗过程中,乙肝患者需要良好地遵循医嘱,按时按量吃药,不漏服不停服。

不论"大、小三阳"乙肝患者在治疗过程中千万别轻易停药。轻易停药或间断治疗常常会带来"姑息养奸"的效应,使得乙肝病毒有喘息之机,并在适当的时候卷土重来,同时也极易导致病毒发生变异或产生耐药性,给此后的治疗带来更大的困难,对于乙肝病毒 DNA

阳性、病毒量大、转移酶偏高的患者,更不能因为没有特效药,短时间内治疗没有明显的效果,就放弃治疗,这样很容易导致病情的发展,病毒继续复制,肝功能受损,甚至肝纤维化、肝硬化等严重后果。

抗病毒治疗在临床上广泛使用,已使很多乙肝患者的病情得到改善,然而同时一些误区也在患者中出现。有些患者自己在药店选择药物开始抗病毒治疗,这样很可能造成产生耐药性、停药后复发等后果。有些患者在接受了一段时间的抗病毒治疗、取得了一些效果后就随意停药,也不回医院接受定期随访。因此,核苷酸类药物治疗乙肝需要一个长期的过程,不可随意停药,因为停药后可出现复发,甚至病情恶化,乙肝治疗必须在专科医生的指导下进行。因此,不可擅自停药以防病毒反弹。

知识窗

自行停药不可取

对于停药困惑,其实《中国乙肝治疗指南》已明确指出:对于 e 抗原阳性慢性乙肝患者,治疗 1 年时,如乙肝病毒 DNA 检测不到或低于检测下限,丙氨酸转移酶复常,e 抗原转阴但未出现 e 抗体者,建议继续用药,直至 e 抗原血清学转换,经监测 2 次(每次至少间隔 6 个月),仍保持不变者可以停药。e 抗原阴性慢性乙肝患者由于难以确定治疗终点,因此,应治疗至 S 抗原血清转换,否则停药后此类患者复发率高。

误区 106. 抗病毒治疗不需要打好"持久战"

有人认为,乙肝抗病毒治疗不需要打好"持久战"。其实不然。乙肝病毒在体内是很顽固的,病毒进入体内很难清除,如果要清除掉一般需要 13～14 年的时间,对这种乙肝的患者需要长期的治疗。慢性乙肝患者分为两大类,e 抗原阳性,e 抗原阴性,不管是 e 抗原阳性还是 e 抗原阴性基本疗程是一年。对 e 抗原阳性的患者,如果乙肝病毒 DNA 检测不到,肝功能正常,产生 e 抗体,肝功能恢复正常前提下,一般再巩固治疗一年,一年后评估一下,总的来讲这类患者两年是至少的;对 e 抗原阴性比较顽固,基本疗程一年,再巩固半年。所以治疗很顺利的患者对 e 抗原阳性的乙肝要求是两年,e 抗原阴性的要两年半,有的患者恢复得慢时间须再要长一点。

对于大多数患者来说,需要长期服用核苷(酸)类药,以便能够持续地控制病毒的繁殖。因此患者一定要按照医生的医嘱行事,不能擅自停药,因为停药后很容易产生"反弹",这样就给了病毒再次生存的机会,同时病毒非常容易产生耐药性,以后治疗的效果就会大大折扣。

疗程与费用取决于疗效。疗效越好则费用越少、疗程越短。根据治疗前的丙氨酸转移酶水平、乙肝病毒 DNA 载量,甚至表面抗原载量及基因型可以对患者的疗效有一定的预测作用。慢性乙肝的治疗需要一定的疗程。所以,在慢性肝病的诊疗过程中,患者一定要去正规的专科医院就诊,用药情况、时间、疗程必须遵医嘱。要战胜乙肝病毒需遵循"共抗乙肝 123"原则:"1"定要选择抗病毒治疗;做到"2"个坚持,坚持定期随访,坚持长期治疗;实现"3"个减少,肝硬化、肝癌发生的减少,药物长期治疗的不良反应的减少,长期治疗经济负担的减少。

误区 107. 抗病毒需要终身用药

大多数患者认为乙肝和高血压、糖尿病一样,都需要终身服药。这种错误观念很有影响力,使不少患者把抗病毒治疗视作"不归路",对抗病毒治疗犹豫不决,因此耽误了治疗的时机。

乙肝抗病毒治疗是否需要终生用药需视肝脏损伤状态而言。如果病情已经发展到肝硬化失代偿期，比如说出现了腹水、严重黄疸、上消化道出血等表现，那么抗病毒治疗就需要终生用药，因为这样的病情多数停药后都会出现复发，如果未及时处理，后果非常严重，有一些患者甚至走上不归路，即使及时发现病情并治疗，但既往的治疗努力也会功亏一篑。而对于代偿期肝硬化，尽管提倡长期用药，但在长期治疗消除病毒后，如果停药后病情稳定，在定期检测的前提下是可以放心停药的。对普通肝炎，一旦达到治疗目标，并巩固治疗一段时间后，也是可以停药的。

需要强调，不管何种病情，停药后 1～2 年内都必须坚持每 3 个月一次的定期检查，必要时要缩短检查间隔时间，以便及时发现并治疗可能出现的病情复发。

正确观点：抗病毒治疗并非需要终身用药。

 知识窗

乙肝尚无法治愈也无需终身治疗

有调查结果显示，对于绝大多数患者而言，乙肝尚无法治愈，治疗目标应锁定在持久免疫控制，即抑制乙肝病毒的复制，提高生活质量，延长生存周期。

从体内完全清除病毒，实现乙肝病毒表面抗原转阴是所有乙肝患者的梦想，可以比作金牌；而实现 e 抗原血清学转换，即 e 抗原消失，出现 e 抗体，视为银牌；单纯的乙肝病毒 DNA 恢复正常被看做铜牌。以目前的医学发展来看，"立足铜牌、保银夺金"才是抗病毒治疗的理想目标。

乙肝保肝和免疫调节治疗误区

误区 108. 乙肝保肝治疗的目的是肝功能正常

乙肝患者肝功能异常者治疗时,应用五味子制剂(护肝片、联苯双酯类)、垂盆草或甘草制剂(强力宁、甘利欣)等,将丙氨酸转移酶降至正常,就误认为是痊愈了。这种想法是错误的。不少患者在停药后会出现反跳现象,因为丙氨酸转移酶正常后,肝功能的炎症恢复要滞后一段时间,特别是病毒复制没有得到抑制时,乙肝病毒往往容易反复异常波动,以致于急性乙肝变为慢性,甚至变为肝硬化,部分患者最后可发展成原发性肝癌。

现在认为,乙肝患者炎症活动期,丙氨酸转移酶升高为正常的2～5倍时(100～300单位)应用抗病毒药物疗效最好。只有病毒不再复制,肝细胞病理变化才得以恢复,肝功能正常就可以巩固,这才是治疗乙肝的最佳要求。

误区 109. 保肝治疗最重要,可代替抗病毒治疗

有人认为,乙肝患者保肝治疗最重要,并且可代替抗病毒治疗。其实不然。

乙肝的治疗,在20世纪80年代以前主要是以保肝护肝为主,所以很多人习惯于肝功能不好就吃保肝药;到了20世纪90年代后期,特别是2000年以后,抗病毒药已经逐渐普及。尽管乙肝专科医生都知道如何应用抗病毒药,但非专科医生并不都很清楚,特别是拉米夫定刚出来时,很多医生只要看到患者表面抗原阳性就给他吃,导致了很多副作用,所以很多医生、患者认为还是保肝药靠得住。

我们打个比喻,将乙肝病毒看做是一群强盗,将肝细胞比作我们的家园。在这些强盗烧杀抢掠时,如果我们仅仅是努力重新修整房屋,即只用保肝药,而对这些肆意横行的病毒不加干涉,无论我们如何努力都不能保证家园安稳。但如果我们设法制服、控制这些强盗的活动,即抗病毒治疗,不让他们再破坏我们的家园,这样我们只需将已破坏的房屋修缮就能安然无恙。

此外,在我国,中药的使用非常普及,目前中药的保肝护肝药有300多种,很多人认为保肝护肝以中药为主,没有副作用,也不涉及耐药问题,实际上有一部分患者坚持保肝护肝治疗病情也稳定了。但从目前科学发展来看,治疗乙肝要从"治本"开始,保肝护肝药是"治标",我们要"标本兼治",即在抗病毒的基础上可以用保肝护肝药。但是最终攻克乙肝一定要从"治本"开始,就是抗病毒治疗。

误区 110. 不知晓有哪些保肝药

许多患者每天都在用这样那样的保肝药,可具体有哪些就不清楚了。

临床上常用的保肝药物有维生素类,促进肝脏解毒的药物,促进能量代谢的药物,促进蛋白质合成的药物等多种。

(1)维生素类药物:肝硬化患者常有多种维生素的缺乏,所以可适当补充 B 族维生素、维生素 C、维生素 E 及维生素 K 等。

(2)具有解毒功能的药物:临床使用较多的:①肝泰乐,又称葡萄糖醛酸内酯,能与肝内的毒物结合形成无毒的或低毒的物质经尿排出。重症患者可静脉给药。无明显不良反应。②肝乐,也具有解毒功能,改善肝功能,预防脂肪肝的作用。常用的剂量是每次 20～40毫克,每日 3 次口服,不良反应较少。

(3)促进能量代谢的药物:在临床上应用最多的是:①三磷酸腺苷,能够提供机体所需的热量并参与体内的糖、脂肪及蛋白质的代谢。重症病例可静脉给药。②辅酶 A,在糖、脂肪、蛋白质代谢方面起着重要作用,在临床上也很常用。③肌苷,可直接进入细胞内,参与细胞内的能量代谢和蛋白质合成,促进肝细胞修复和再生,可使受损的肝细胞功能恢复。

(4)促进蛋白质合成的药物:如各种氨基酸制剂、血浆等。白蛋白及新鲜血或血浆可以改善患者的低蛋白血症,可促进肝细胞再生,增加机体的抗感染能力,促进疾病的恢复。宜小剂量多次输给。

(5)促进胆红素代谢与排泄的药物:俗称降黄药物,如门冬氨酸钾镁、保胆健素、茵栀黄注射液、丹参注射液、苦黄注射液等。

(6)降酶药物:如五味子制剂(联苯双酯等),山豆根制剂(肝炎灵注射液),甘草制剂(甘草甜素、强力宁、甘力欣等),水飞蓟制剂等。

误区 111. 保肝治疗,治标又治本

不少乙肝患者,不论自己病情轻重,总喜欢长年累月吃点“保肝药”,自认为既然是保肝药,长期坚持服用有益无害治标又治本。这个观点也是不正确的。如果保肝药使用不当,例如不对症、疗程过长、剂量偏大都会有害无益。其实,大量的病毒在体内,肯定病情还是要反复,肝功能经常波动的患者,一定要抗病毒治疗,病毒好,才是其真正的好。

所谓“保肝”药,是指能够改善肝脏功能,促进肝细胞再生,增强肝脏解毒能力的药物,如甘利欣、门冬氨酸钾镁等。“保肝”药实际是各种肝病的通用药物,主要起辅助治疗作用,并非根本性治疗措施。如果仅仅是一个乙肝病毒携带者,使用这些药物就不合适了。

在国内,源于中药的多种降酶药物,保肝降酶是我国医生尤其是中医的特长。一般来说,血清转移酶降低即是肝脏炎症的缓解。然而,在临床上,有时血清转移酶水平高低并不能评价肝内炎症活动程度的轻重,有时应用降酶药物使丙氨酸转移酶复常,但肝组织炎症坏

死仍很明显，从而失去了判断病情的尺度，所以应该慎重。护肝降酶的药物虽使转移酶降的速度比较快，但是无法有效抑制患者体内的乙肝病毒，可谓治标不治本。在没有查清原因的情况下，单纯使用降酶药有可能掩盖疾病的真相。即使已经确诊为慢性乙型病毒性肝炎，单纯降酶而不是抗病毒，也只会造成转移酶正常的假象，乃至延误治疗。

乙肝治疗要治本，抗病毒治疗是关键。应该注意的是，"保肝"治疗在急性肝炎、不适合抗病毒药物的慢性乙肝和不同基础疾病的肝功能衰竭患者，常是主要的治疗手段。但是对于慢性乙肝患者，肝脏炎症缓解后常常仍然存在病毒感染，因此"护肝"治疗只是阶段性的处理，而关键在于清除病毒。而且保肝药物多数机理并不明确，可以说，理论上存在保肝的药物，实际中并不一定能保肝，市场琳琅满目的保肝药品，多数只能算作安慰剂。

因此，切勿"治标不治本"，乙肝治疗抗病毒最关键。

误区 112. 盲目追求"肝功正常"，或"病毒载量下降"

对于乙肝患者来说，仅仅追求肝功能正常，或仅仅追求病毒载量短期内快速下降的做法，极有可能因为"治标不治本"而导致病情加重，甚至完全失去康复的机会。

单纯追求护肝降酶即肝功能正常，从表象上看乙肝似乎被"控制"了，而实际上，病毒导致的肝脏病理变化仍在继续，炎症仍在持续进展，很有可能使病情最后发展为肝硬化等。而对于仅仅关注病毒载量降低的快慢的患者来说，需要注意的是，若是仅仅通过外来药物抑制病毒复制，在治疗期间乙肝病毒载量会降低，但是长期使用外源药物打击病毒，病毒很有可能产生耐药性，从而使疗效减退。

如果适合进行抗病毒治疗，就要及时进行抗病毒治疗，不要忽视了抗病毒治疗这一最重要的、排在第一位的治疗措施。

知识窗

乙肝的降酶治疗，如同给开水降温

肝功能异常了（转移酶升高），只把转移酶降下去就了事。其实，这只能解一时之急。打个比方，单纯的保肝降酶治疗，就如同往锅里加冷水，只要病毒（火源）仍存在，就可能反复出现肝功能异常。抗病毒治疗，则如熄灭火源，抑制甚至清除病毒。尽管水温不会马上下降（转移酶也如此），但随着病毒被抑制，转移酶会自然而然地下降。

误区 113. 用多个保肝药比用一个药好

乙肝患者和家属经常会超出医生建议的范围吃很多所谓的"保肝药"，或者除了吃药还吃各种各样的保肝保健品，甚至服用"保肝"偏方土方。其实，这样做对肝脏有百害而无一利。因为许多药物是通过肝脏代谢的，有的药可能还有一定毒性作用，保肝药也不例外。肝炎患者肝功能不正常，适当选用1～2种对症的保肝降酶药，可以改善肝脏功能，促进肝脏功能的恢复。但肝脏的代谢功能是有一定限度的，特别是慢性肝炎患者的肝脏已发生炎症，肝脏代谢功能更加有限，如果用药剂量过大、用药品种过多或者疗程过长，都可加重肝脏的负担，加重肝脏损害，而且花钱也很多。有时候，医生会把保肝药停了，或减少药物的种类、剂量，患者的病情反而得到缓解。

"保肝药用得越多越好"的观点是错误的，因为许多药服后通过口服经胃肠消化吸收进入机体后通过门静脉进入肝脏，在肝脏内代谢，用药过多会加重肝脏的负担，无疑对有病的肝脏是不利的。药物代谢形成的某些中间产物或终末产物有些对肝、肾、心脏有一定程度的毒性作用,保肝药也不例外,人们说的"是药三分毒"是有其一定道理的。

所以,若服药不当,反而会造成肝脏的损害,肾脏、心脏也同时会受到损害,故并非用药越多越好。一般情况下,应用1~2种药物,最多2~3种就好,既能达到治疗的目的,又可减轻患者的经济负担,同时还可避免造成肝肾等损害。当然对急性肝炎或重症肝炎的治疗应根据病情的变动酌情调整用药。

误区 114. 常服"保肝护肝药"能阻止肝硬化的发生

在临床上还经常有一些就诊患者会提出这样的疑问,"我一直在接受保肝降酶药物的治疗,怎么还会发展为肝硬化了呢?"这是一个认识上的误区,保肝药可以保护肝脏,只要转移酶不增高,肝脏就太平了。实际上,保肝药的应用只是慢性肝病的辅助治疗,而降酶药的应用只是针对部分慢性肝病转移酶过度增高的应急措施,而并非是"治本"的常规方法,长期应用有时只会掩盖真相,贻误病情。因而,仅仅常服"保肝护肝药"是不能阻止慢性肝病发展为肝硬化的!有效的控制慢性肝病发展为肝硬化的策略是针对病因的抗病毒治疗与针对肝硬化的基础病变-肝纤维化的治疗相结合。

任何事物只看表面,只能是假的多、真的少。肝脏炎症是机体免疫系统攻击肝炎病毒所造成的免疫损伤,转移酶的高低只是炎症活动度的标志,肝脏组织的内在损伤主要表现为肝纤维化。肝纤维化是肝脏对损伤的修复反应,就像皮肤划破后留下的瘢痕一样,而微细瘢痕的日积月累,结局是无功能的纤维组织取代了正常的肝组织,肝实质细胞越来越少,肝脏逐渐变硬,即纤维化发展到一定程度就是肝硬化了。所以,长期服用各种"保肝药"无法达到防治肝硬化的目的。有效的抗肝纤维化才是治本的措施。

误区 115. 抗病毒治疗无需配合免疫调节的药物

有不少患者认为，抗病毒治疗无需配合免疫调节的药物，治疗乙肝免疫调节并不重要。这种认识是片面的。

免疫治疗已逐渐发展成为一门崭新的学科，它包括两方面的内容：一是免疫调节，即用物理、化学和生物学手段调节机体的免疫功能，使原有的免疫功能增强或减弱。二是免疫重建，即将免疫功能正常个体的造血干细胞或淋巴细胞移植给患有免疫功能缺陷的个体，使后者的免疫功能正常全部或部分得到恢复。在《慢性乙型肝炎防治指南》中也明确指出"免疫调节治疗是慢性乙型肝炎治疗的重要手段之一"。

同样是感染相同的乙肝病毒，在免疫反映较弱的人身上，可能为"小三阳"或"小二阳"，病毒数量较少，在免疫反应不强的人身上，可能为"大三阳"。病毒数量很多，在免疫反映强的人身上，可能很快形成表面抗体，把病毒"抗"过去了，完全康复。感染乙肝病毒的患者，如果超过半年，体内还有病毒，该产生的抗体还是产生不出来，就说明免疫不正常，用通俗的话说就是抵抗力不好。治病必求于本，要针对病因去治疗。所以治疗必须要配合调免疫的药物。如肠腺肽、肠腺五肽、肠腺素 a 等，可以明显提高抗病毒效果，而且效果容易稳定，不容易反复。如果单独应用抗病毒药物，往往有起效慢，疗程长，容易复发等弊端。

免疫调节是治疗慢性乙肝的关键，只有真正实现持久免疫控制，才能有望停药，实现乙肝的"临床治愈"。

误区 116. 不知晓乙肝免疫调节的药物有哪些

乙肝免疫治疗的用药有哪些，具体如下：

◇ 左旋咪唑　用法：成人 150 毫克/日，疗程 4～8 周。左旋咪唑涂布剂应用方便、副作用小，用法：5 毫升，每周 2 次涂布于皮肤，疗程 3～6 个月。

◇ 特异性免疫核糖核酸（IRNA）　用法：1～4 毫克，每周 2 次，疗程 3～6 个月。

◇ 肾上腺皮质激素　如泼尼松治疗慢性乙肝，最新研究发现，经随机、双盲、对照的多中心临床观察，泼尼松无明显效果，且可能有害。

◇ 胸腺素　用法：5～20 毫克/日；肌注或静滴，疗程 2～3 个月，美国人工合成 28 氨基酸多肽 α-胸腺素（日达仙），用法为每次 1.6 毫克，每周 2 次，皮下注射，疗程 6 个月，可使少数病人乙肝表面抗原、乙肝病毒 DNA 转阴但价格昂贵。国内亦已有大剂量胸腺素治疗重度肝炎的报告（160 毫克，每日或隔日一次，静滴）。

◇ 重组白细胞介素-2　用法：10 万单位/日，肌肉注射，28 天为一疗程。大剂量应用可出现恶心、呕吐、一过性发热、水肿，严重的低血压，暂时性肾功不全，停药后可消失。

◇ 中药提取免疫调节药物　猪苓多糖注射液，用量为每日 40 毫克，肌肉注射，连续 20 天，休息 10 天，可重复 3 个疗程。同时配合乙肝基因疫苗 5 微克，每 2 周 1 次皮下注射，6 次为 1 疗程。其他如枸杞多糖、虫草菌丝、黄芪注射液等均有调节免疫功能之功效，可依据病情适当选用。

乙肝中医药治疗误区

误区 117. 中医药治疗乙肝最有效，中药赛过西药

不少慢性乙肝患者盲目迷信中药，认为中药安全有效，甚至相信游医的所谓秘方，不仅耽误了及时治疗，有的还因为药物的毒性而加重了肝损害。适当运用中药有助于乙肝治疗，但许多中药虽然被发现有抗病毒作用，但缺乏严格的验证，尚未被公认。盲目迷信中药或秘方，不及时使用有效的抗病毒药物可能失去最佳治疗时机。

不可否认，中医中药在治疗乙肝的过程中有着其独特的作用，其最大的一个特色就是可以在乙肝患者降酶中暂时缓解炎症。在早些时候，例如在我国还没有干扰素治疗时，也没有核苷（酸）类药时，中医中药在这些特点在当时的乙肝治疗过程中确实发挥了重要的作用。但是，随着干扰素和核苷（酸）类药的出现，中医中药所起的作用应该是"辅助作用"，例如当乙肝患者的转移酶非常高时，在进行干扰素治疗过程中辅以中医中药治疗，可以有效地缓解患者的炎症，从而促进乙肝患者的治疗。

西医降低病毒载量的效果快，中医对慢性乙肝的治疗则侧重在保肝、护肝、改善生活质量上，能够保护肝脏不硬化，反弹力度小。

因此，应该说中西药治疗没孰强孰弱，而是两者各有侧重。

误区 118. 不知晓治疗乙肝的中药有哪些

中医精髓在于辨证施治。通过辨证可改变乙肝患者的临床症状，提高病人的体质，增强抗病能力，促进免疫系统清除病毒，促进疾病恢复。这是中医的优势，也是中医治疗急慢性乙肝的出路，那么治

疗乙肝的中药有哪些？

平常可以治疗乙肝的中药主要有以下几种：

增强巨噬细胞功能：白花蛇舌草、女贞子、金银花、鸡血藤、山豆根等。

增强 B 细胞功能、提高免疫球蛋白：菟丝子、黄精、锁阳、仙茅等。

增强 T 细胞功能：黄芪、人参、党参、白术、灵芝、桑寄生等。

清除免疫复合物：生地、大黄、桃仁、红花、益母草、丹参、赤芍等、蚕砂、泽泻等。

活血化瘀、增强免疫功能：丹参、鸡血藤、桃仁、红花、郁金、葛根等。

抗乙肝病毒中药：贯众，半枝莲，蒲公英，茵陈等。

治疗乙肝的中药服用时，在饮食上没有特别的禁忌，要以清淡为主，忌饮酒，少食辛辣油腻之品。中医讲究辨证论治因人而宜，如有气虚乏力者，应多食大枣、莲子、桂圆等；血虚头晕者，易用百合、芹菜、木耳等；阴虚口干便秘者，多吃核桃仁、首乌、蜜等及多食水果（桔子例外，因桔子易耗气上炎）。中药治疗乙肝一个最大的缺点就是，疗程时间长，效果不明显，因此，我们并不建议乙肝患者只采用中药进行治疗，要经过科学的检测方法，综合判断病情，制定个性化治疗方案，才是乙肝治疗的出路。

误区 119. 中药治疗乙肝无毒无害

长期以来，中药治疗乙肝在患者中有一定市场。需要提醒的是，但并非中草药就无毒副作用。

目前，中药治疗乙肝占据了重要位置，但却并非价廉物美。大多数中药制剂价格也不便宜，市售有准字号的正规药物如此，那些没有正式批号的各种制剂就更不用说了。而且部分中草药有不同程度的毒副作用,尤其是一些肝炎常用药物,如川楝子、龙胆草、山豆根等等,长期使用不仅可以加重乙肝病情,而且可直接引起药物性肝炎。

因此,应用中草药与成药时,也要像使用核苷类、干扰素类药一样,做到因人、因时而异,合理选用,并定期监测。

误区 120. 不能正确认识中医药治疗乙肝

不少患者不规范应用中药,反而会加重病情或出现并发症。常见的错误用药有以下几方面。

(1)大量用清热解毒药。大量使用清热解毒药可出现腹胀,食欲减退等脾胃虚损症状,长期脾胃虚损最后导致肝、脾、肾俱损,加重病情。

(2)益气补肾法加重湿热。临床对慢乙肝患者观察,发现相当部分慢乙肝患者除有湿热症状外,尚有肾虚表现,如面光无华,神情萎靡,眩晕耳鸣,腰酸膝软,阳萎遗精或带下清稀,甚或形寒畏冷或月经失调等肾虚的症状。从清热解毒药难以治愈慢乙肝来看,湿热并非是慢乙肝的主要病因病机。

乙肝患者在急性炎症期为湿热之邪侵袭,使脾胃功能受损,患者出现纳差、呕吐、恶心及大便溏烂等消化不良症状。此时如服用补品,不仅使湿热不易消退,反而加重病情。按现代医学观点,应用补品后免疫功能亢进,促使免疫细胞攻击受感染的肝细胞,有可能产生大量肝细胞坏死,出现暴发性肝炎(急性或亚急性肝坏死)。所以,在急性炎症期切记要忌用补品。恢复期时根据患者的体质及病毒复制情况,可适当选用平补之品,消化功能恢复正常时,则可选用龟鳖丸、蜂皇胎制剂,但切勿应用温热性补品如人参、红参、鹿茸等制剂。如患者出现肝肾阴虚情况(五心烦热、手脚心发汗之时),才可应用西洋参、铁皮枫斗之类进补。

(3)药物剂量过大。中药治疗乙肝非常普遍,一些中药处方,个别药味剂量过大,超过国家药典规定的几倍,例如川楝子用量达到20克,山豆根达到30克。这些中药超量使用,对于肝脏损害明显,因为使用中药剂量过大,造成药物性肝损害的患者并不少见。对于儿童患者,剂量一定要把握准确,使用任何药物治疗,都需要根据千克体重数,换算正确的治疗剂量。

(4)使用大量的中成药以及所谓的"特效药"。目前号称能治疗乙肝的中成药不下400种,然而其中真正有好的疗效的很少,建议患者慎重服用。

误区 121. 道听途说,相信偏方,自作主张进行治疗

乙肝现属疑难病症,尚缺乏根治药物,患者在久治不愈的情况下,几乎都会尝试使用偏方,偏方治大病的说法在我国较为普遍,遇到疑难杂症,总有人会推荐使用偏方。偏方系由中药组成,多出自于民间,主创人员未必都有合法的执业医生资格,所售偏方多秘而不宣,药物组成不详,其中是否含有肝毒性药物不得而知,偏方未经任何药监部门审核,也无批准使用文号。偏方之所以有人青睐,是由于传说治验过不少乙肝病例。其实,这些病例来源多不可靠,或凭空而造;或无权威医院验证;或系部分急性乙肝自限自愈病例;或属误诊或假阳性病例。某些偏方在治疗时确实可以起到一定的作用,但使用时应辨证论治,应根据患者的体质选择用药。但好多患者只是从别处抄来方子便抓药,服用,使用后不仅没有起到治疗作用,有时还会导致病情恶化。原因主要有以下几点:一种药方并不能包治百病,它只是针对特定体质的患者才起作用;一些江湖医生借偏方之名骗财,实际方中药物并没有治疗作用;中药某些药物具有不同程度的毒性,这些药物要在肝脏中代谢,使用时有可能加重病情。在临床中,见到大量因为使用偏方导致病情加重或是恶化的情况,为求出奇疗效,偏方中往往会加入一些攻毒的峻猛药物,或加大某些药物的常规

用量,而中药相当一部分具有毒副作用,如川楝子、虎杖、山豆根、山慈姑、龙胆草,长期使用实际是对肝脏慢性毒性作用,由此看来,患者在不明真相的情况下,成为偏方的实验品或牺牲品。作为治病用的药物,本身就涉及到身家性命,来不得半点马虎,所用药物必须公开,必须得到药监部门许可,使用品名、剂量一定要规范。

其实,药物的效应和毒副作用往往是因人而异的,而有些患者意识不到这点,道听途说或断章取义,选来选去,总是选不到自己称心的药。所以,建议患者在资深医生的指导下,按疗程服药,定期复查、复诊。

因此乙肝患者在治疗时不应盲目相信所谓的偏方,应去正规医院接受正规诊断,确定是否需要治疗。如需用药治疗,应由专科医生给出合理的治疗方案。才能避免因偏方耽误的病情,给自已带来更多的痛苦。

乙肝的康复误区

误区 122. 忽视病情，轻视生活，我行我素

有些患者慢性乙肝的诊断十分明确，但是，对于病情满不在乎，生活上我行我素，照样饮酒不误。这是目前部分慢性乙肝患者的第一个误区。

慢性乙肝患者开始一般都不会有明显的症状，而且这是一个长期的过程。在初期患者中，大部分人肝功能正常，无任何症状，乙肝并不影响正常的生活。有的患者因此不采取任何措施，依然我行我素，不注意生活规律，甚至还有吸烟酗酒的习惯。

因此，乙肝"大三阳"或"小三阳"乙肝病毒携带者需要注意自我保护及定期复查，随时关注病情的变化情况。平时要养成良好的生活习惯，起居有规律，不能熬夜。保持乐观的情绪，进行适当的身心锻炼；不吃霉变食物，饮食应清淡并应富有维生素及蛋白质等，这样可以增强体质，提高机体的自然免疫力，防止乙肝"大三阳"肝硬化及肝癌的发生。

乙肝治疗的根本目的是为了更好的生活。乙肝患者在用药物治疗的同时，更需要愉悦的心情和快乐的生活。

误区 123. 日常生活放任自流

许多乙肝患者经常说日常生活最重要，但具体要注意哪些方面，就不太清楚了。

（1）油腻。油，是生活中不可缺少的；脂肪，是人体必需的营养物质之一。适当地摄入含脂肪的食物可以供给我们人体以能量，维持

127

人体的正常生理功能。但是,吃太多脂肪含量高的油腻食品则是健康饮食的禁忌。油腻,肝脏"头号大敌"。在食物当中,油腻食品含脂肪高,脂肪分解后被小肠吸收进入血液,最终经血液循环系统被肝脏吸收,由肝脏转化合成低密度脂蛋白;所以肝脏不好的人如果再吃大量脂肪含量高的食物,就会加重肝脏的负担。一是直接诱发肝炎的发生;二是难以分解的脂肪在肝内堆积着,就会变成脂肪肝,严重者会引发肝纤维化,继而发展成肝硬化、肝癌。

　　作为乙肝病毒感染者,在日常生活中,我们应该养成少吃油腻食物的习惯,以清淡饮食为主。适当吃一些能解油去腻、补充维生素的饮食,比如新鲜蔬果、酸梅汤等。

　　(2)宵夜。丰富的夜生活,自然少不了宵夜。尤其在城市,吃宵夜的习惯非常普遍,从稍微还算健康一点的喝甜汤,到完全不健康的吃烧烤,宵夜,似乎已经成了现代生活的一大特点。然而,吃宵夜,爽快了嘴巴却伤害了身体!肝脏是人体的"化工厂",人体吸收的各种营养物质的转化、合成都是由肝脏来完成的。吃宵夜,使得您的肝脏在需要休息时却得不到休息,还要继续为您吃进去的"垃圾"宵夜进行加工、转化、吸收……如此日以继夜的工作,这就加重了肝脏的负担,甚至使得肝脏代谢紊乱。这对于已经遭受过乙肝病毒侵害的肝脏来说,无疑是雪上加霜!此外,吃宵夜对您的胃肠、胰腺、肾脏、胆等器官都会造成不利的影响。

　　因此,得了慢性乙肝,最好是不吃夜宵或少吃夜宵。如果晚上确实需要补充营养,最佳选择是碳水化合物,即淀粉和糖类,但仍然不能吃太多。

　　(3)睡眠。如今,夜生活越来越丰富,尤其在城市,到了凌晨一二点各种娱乐场所依旧热闹非凡;即使不出去玩,很多人在家上网、打牌也会玩到忘记睡觉时间。睡眠不足,已经成了严重危害人体健康的"凶手"。中医认为,肝藏血,指肝脏具有储藏血液和调节血量的功能,人体在睡眠、休息等安静状态下,机体各部位对血液的需求量就减少,则一部分血液回归于肝,而藏之。当在劳动、学习等活动量增加的情况下,人体对血液的需求量就相对增加,肝脏就把其储藏的血液排出,从而增加其有效血循环量,以适应机体对血液的需要,睡眠不足很伤肝。如果睡眠不足,该休息的时候不休息,这样就会引起肝脏血流相对不足,影响肝脏细胞的营养滋润,导致抵抗力下降。对于这些感染乙肝病毒的人来讲,原本已经受损的肝细胞将难以修复并有可能加剧恶化。

正常的应该是从 23 点左右开始上床睡觉了,到了凌晨 1～3 点钟是进入深睡眠状态,这个时辰是养肝血的最佳时间,反之,就会养不足。青少年和中年人正常的睡眠时间应该为每天 8 小时,60 岁以上的老年人 7 小时左右,80 岁以上老年人应睡 8～9 小时,体弱多病者可适当增加睡眠时间

(4)喝酒。现在的社会,喝酒几乎成了社交的一种主要手段,无论是谈生意还是朋友聚会,似乎少了酒就少了一种意境,甚至还有人常用喝酒的多少来评定交情的深浅,于是你一杯我一杯,非得拼个不醉不归才肯罢休。

酒精在体内的代谢过程,主要在肝脏中进行,少量酒精在进入人体之后,可马上随肺部呼吸或经汗腺排出体外;而绝大部分酒精在肝脏中先与乙醇脱氢酶作用,生成乙醛,乙醛本身就对肝细胞有非常大的毒害作用,正常人很快会在乙醛脱氢酶的作用下将乙醛转化成乙酸,进而产生热量。但是,酒精在人体内的代谢速率是有限的,如果饮酒过量,酒精就会在肝脏中蓄积,蓄积至一定程度即造成酒精性肝损伤。因此,乙肝病毒携带者绝对不能过度饮酒,因为你的肝细胞本来就携带有乙肝病毒,过量饮酒会加重肝细胞的负担,也进而会导致肝细胞的损害。酒的主要成分为乙醇,对肝细胞有直接损伤作用,长期大量饮酒还可致营养不良、代谢异常和免疫功能紊乱以及中毒性肝损伤,如酒精性脂肪肝、酒精性肝炎和酒精性肝硬变等。

慢性乙肝患者喝酒危害性非常大,乙肝病毒和酒精加在一起,会

加重对肝脏的损害,最终形成肝硬化、肝癌的几率比不喝酒的人要高很多;乙肝表面抗原长期阳性者,长期饮酒易致肝硬化和促进肝硬化失代偿,还可能促发肝癌,缩短寿命。所以,感染了乙肝的朋友绝对不允许喝酒,哪怕是含有酒精的饮料,也不能喝;既往有饮酒习惯的乙肝患者应该坚决戒酒。慢性乙肝的人如果不戒酒还反而酗酒,这无疑是一种自杀行为!

(5)吸烟。吸烟有害,目前已尽人皆知。吸烟的危害首先在于烟草产生的烟雾中含有上千种有害物质,被吸入人体后,对多种内脏器官包括肝脏都有不同程度的损害,是导致疾并诱发癌症的主要危险因素之一。一方面,作为解毒器官的肝脏,被乙肝病毒侵袭后,它的解毒功能已经下降,而大量的尼古丁在体内蓄积又加重了对肝脏的损害;另一方面,吸烟可加重肝内微循环障碍,使肝脏供血供氧不足;还有,吸烟会降低人体免疫能力,得呼吸系统疾病的几率增加,而我们的身体患上任何一种疾病,都有可能使潜伏的乙肝病毒"抬头"或者直接加重慢性乙肝的病情。因此,得了慢性乙肝,绝对不能吸烟。

(6)情绪。人生难免遭遇沮丧、不满、怨恨、不平,为寻求心理平衡,我们必须对这些情绪进行释放。巴甫洛夫曾指出:"一切顽固的忧愁和焦虑,足以给疾病大开方便之门。"偶尔释放情绪固然对身体有益,但长期抑郁、动不动就发怒,对身体则是百害而无一利。中医认为,在五脏之中,肝属木,喜条达,主疏泄。中医认为"怒伤肝"、"怒则气上",指的是大怒导致肝气上逆,血随气而往上冲,故伤肝。所谓"怒发冲冠"、"肝火太旺",指的都是发怒对人体健康的不利影响。如果一个人长期处于抑郁状态,那么他体内的气机就得不到宣泄,气机运转就不通畅,肝气不得疏泄,就会对肝造成很大的危害,这些人常常会表现为胸闷不舒,甚至斜肋部疼痛。

因此我们在生气之前应该还好地想一想,生气之后,受伤的是谁?毫无疑问,伤害的是你的身体!所以,我们要多与亲人朋友沟通,要学会转移情绪如运动、旅游等;要学会克制、镇压自己的恶劣情绪;更要学会如何去应付不愉快的事件,如何去适应环境、适应社会,如何在各种艰难的条件下进行生活和工作的本领。

误区 124. 过于重视药物,忽视日常调养

常言道,肝炎的治疗是"三分靠药七分靠养"。仅重视药物而忽视调养,就本末倒置了。得病后患者首先要做到"既来之,则安之",注重心理保健,积极配合医务人员治疗,良好的心理是康复的基础。

休息能增加肝脏血流量和增加氧气供应,对乙肝恢复十分重要,但不少患者没引起重视,常因过度劳累而使病情加重或反复。合理营养可促进受损肝细胞修复,缩短病程,乙肝患者饮食以清淡、易消化、营养丰富为原则,切忌增加营养过急和滥用滋补品。

慢性乙肝治疗,目前还没有特效药,不能盲目进行药物治疗。患者要注意平常饮食,生活方面的保养。戒烟、酒,忌食辛辣刺激的食物及腌制品。饮食有三大原则:①高维生素;②高蛋白;③低脂肪饮食。生活方面勿过于疲劳,避免熬夜,早睡早起,适当的体育运动锻炼。出现感冒,腹泻等感染性疾病要及早治疗,并要注意及时检查肝功能,观察病情变化,很多患者病情加重、恶化、多起源于感冒、腹泻,因此不能大意。并要保持乐观向上的心态,正视疾病,不能回避,但也不能过于忧心,有悲观的思想。

乙肝患者只要生活规律、避免劳累、避免长期熬夜、忌烟酒、注意饮食,并且在正规医院和有经验的医生处治疗和定期随访,仍然可以正常工作和生活,重要的是要及时抑制病毒复制,积极治疗肝脏的炎症和已经存在的损伤(尤其是肝硬化)。

误区 125. 毒品对乙肝没有危害

有些乙肝患者在日常生活中经常放任自流,例如甚至染上了吸

毒的恶习。这是极其危险的。

肝脏是人体的"化工厂",人体吸收的各种物质的转化、合成都是由肝脏来完成的;肝脏也是人体最大的解毒器官,负责分解人体吸收的有毒物质。前面讲的酒精、药物都有可能对肝脏造成一定损伤,更何况是我们闻之变色的"毒品"呢!

无论是健康人,还是感染过乙肝的人,毒品坚决不能碰!

误区 126. 偏听偏信,盲目忌口

慢性乙肝患者是不是要忌口,究竟怎样忌口,这也是慢性乙肝患者面临的一个重要问题。由于我们国家幅员辽阔,不同地域的生活习惯不同,因此,慢性乙肝患者的忌口情况也不相同。但是,我们有时也会见到由于不适当的忌口,造成营养不良,对于机体的免疫系统有显著影响,从而造成患者的抵抗力低下,不利于肝炎的康复。

民间向来就有患病要忌口的说法,不少人道听途说,轻信乙肝患者不能吃鸡肉、羊肉、鱼肉等。一位早期肝硬化患者,偏听偏信,列出了长长一张"不能吃"的食品单子,结果是这也不能吃,那也不能吃,经过几年的折腾,虽然只有 30 多岁,但是身体情况由于长期营养不足,造成免疫力低下,造成肝病的恢复也受到严重影响。还有一位"粗心"的女患者,性格开朗,想得开,虽然生活条件非常好,但是对于个人的饮食生活却疏于安排,天天不是游泳就是打麻将,虽然肝功能还不错,肝硬化诊断的时间较短,但因为血清白蛋白水平只有 29 克/升而发生腹水。也有些患者,为了治疗肝病,天天"进补",结果出现严重的脂肪性肝炎。这些都是由于不正常的饮食习惯带来的不良后果,都是慢性乙肝患者所应注意的事项。

实际上,乙肝患者的饮食没有太多的特殊要求,基本原则是综合营养,水果、蔬菜、肉类、豆制品都需要,但要尽量少吃辛辣刺激和油炸的食品。原则上来说,除了禁止饮酒之外,慢性乙肝患者可以自由饮食。

误区 127. 百无禁忌，放开胃口

有不少乙肝患者百无禁忌，放开胃口，大吃大喝。这是错误的。

(1)忌食易于引起乙肝患者过敏反应的食物：大多数人喜食味美、肉嫩、营养价值极高的海虾、海蟹等海鲜食品，但少数有过敏体质的人，每当他们进食了这些海鲜发物后，会立即出现不同程度的变态反应，临床出现腹痛、腹泻、颜面潮红、荨麻疹、皮肤瘙痒，严重者甚至发生休克和死亡。由于肝脏是参与变态反应的重要器官，因此肝脏受损在所难免。尤其原有肝病者可使病情加重；或者病情已稳定的肝病，又可能会再次复发。所以肝炎发作期，不宜吃海鲜类食物。

(2)忌食易于引起乙肝病情加重的食物：每种食物都有不同的生化成分、理化特性和药理作用，因而它对人体的物质代谢功能可产生不同程度的影响。例如，急性黄疸型肝炎患者，如过多地摄入油腻食物，会引起腹胀、恶心、呕吐和食欲不振等；恢复期的肝病患者，如进食过多的糖类食物可引起肥胖、脂肪肝；肝硬化晚期和重症肝炎患者，因大量进食高蛋白食物而引起肝昏迷；有酸中毒的患者如再大量食醋则会使病情加重；有的肝病患者，因服用了人参、党参、鹿茸等滋补品后，反而导致丙氨酸转移酶升高或出现黄疸。有学者分析，人参、党参等补品能增强细胞的免疫功能，激发淋巴细胞对肝炎病毒的杀伤作用，但同时也使肝细胞受到损伤，引起丙氨酸转移酶升高。少吃油炸、煎烤食品，尤其是肝硬化患者，这些饮食容易引发肝昏迷或上消化道出血。

(3)忌食易引起肝脏损害的食物：现已清楚，肝癌的发生与乙型和丙型肝炎病毒感染、黄曲霉素和饮用水污染等多种因素有关。在发霉的花生和玉米粉中，含有大量的黄曲霉素，在酸菜和腌菜中含有较多的亚硝胺类物质。因此，这些食物进食过多，就容易诱发肝癌，尤其是那些慢性肝炎、肝硬化和乙肝病毒慢性携带者应特别注意。

肝炎患者不宜吃腌制的咸菜、酱菜等,尤其要忌吃松花蛋:因其制作过程中需用铅粉,常食易致铅中毒及钙缺乏,影响肝功能恢复;肝硬化患者因为门静脉高压而致不同程度的静脉曲张,主要有食管静脉曲张、胃内静脉曲张及食管下端静脉曲张,如果饮食不注意,很容易导致这些静脉破裂,出现消化道出血,诱发肝昏迷,严重者导致死亡,所以,肝硬化患者应避免食用生硬、带刺或带骨的肉类,以及含植物纤维素(纤维素食品)过多的蔬菜(蔬菜食品),因这些食物很易伤及曲张的静脉。

另外,刀豆的两端尖角部分、产生黑斑的甘薯和鲜金针菜等食物,含有秋水仙碱等毒性物质,如处理不当,食后均可发生中毒现象而加重肝损害。

(4)忌食易于降低药物功效的食物:有些食物摄入体内后可以改变或影响药物的吸收、代谢和排泄,降低药理作用。例如,牛奶、豆腐等食物中含有的钙、镁、铁等离子,可与四环素类药结合成不易吸收的化合物;莨菪碱类药能解除血管痉挛,改善肝脏的微循环,是治疗黄疸型肝炎的常用药物,但茶水中的鞣蛋白可与食若碱类药中的生物碱结合,从而影响其吸收、降低疗效;氨基比林是常用的退热药,但摄入含有亚硝酸盐较多的咸菜和发黄的青菜等食物后,可结合形成致肝癌能力很强的亚硝胺物质;另外,柿子中含有鞣酸,可与铁质结合而影响铁的吸收,因此,贫血者不宜食柿子;有的食物同食可能还会致病,如柑橘中含黄酮类成分,可与萝卜中的硫氢酸发生作用,而抑制甲状腺功能,并诱发甲状腺肿大,因此柑橘与萝卜不要同食。

(5)正在服用肝病药物的乙肝患者需要忌口的食物。例如患者正在服用甘草酸制剂治疗,不宜吃具有排钾性质的食物,尤其是胡萝卜等。因为甘草有类固醇样作用,具有排钾性质,容易导致低血钾,此时应食用含钾的食物。而胡萝卜中所含的"琥珀酸钾盐"的成分具有排钾作用,二者同用,可导致低血钾症。表现为全身无力、烦躁不安、胃部不适等症状。

误区 128. 心理养生并不重要性

有许多人,不知晓心理养生的重要性。

心理养生是指从精神上保持良好状态,以保障机体功能的正常发挥,来达到防病健身、延年益寿的目的。患病之身,尤其是患肝病者,常因肝气不疏,而烦躁易怒。而怒又是伤肝之要因。故望患者朋友尽量做到息性制怒,注重心理养生,保持健康心态,以配合药物治疗,早日摆脱病魔纠缠。

牢记心理养生四要素:乐观、宽容、善良、淡泊。

(1)不老丹——乐观。乐观是心理养生的不老丹,是一种积极向上的性格和心境。它可以激发人的活力和潜力,解决矛盾,逾越困难;而悲观则是一种消极颓废的性格和心境,它使人悲伤、烦恼、痛苦,在困难面前一筹莫展,影响身心健康。

(2)调节阀——宽容。宽容是心理养生的调节阀,人在社会交往中,吃亏、被误解、受委屈的事总是不可避免的。面对这些,最明智的选择是学会宽容。宽容是一种良好的心理品质,它不仅包含着理解和原谅,更显示着气度和胸襟、坚强和力量。

一个不会宽容,只知苛求别人的人,其心理往往处于紧张状态,从而导致神经兴奋、血管收缩、血压升高,使心理、生理进入恶性循环。学会宽容就会严于律己,宽以待人,这就等于给自己的心理安上了调节阀。

(3)营养素——善良。善良是心理养生的营养素,心存善良,就会以他人之乐为乐,乐于扶贫帮困,心中就常有欣慰之感;心存善良,就会与人为善,乐于友好相处,心中就常有愉悦之感;心存善良,就会光明磊落,乐于对人敞开心扉,心中就常有轻松之感。

总之,心存善良的人,会始终保持泰然自若的心理状态,这种心理状态能把血液的流量和神经细胞的兴奋度调至最佳状态,从而提高了机体的抗病能力。所以,善良是心理养生不可缺少的高级营养素。

(4)免疫剂——淡泊。淡泊是心理养生的免疫剂,淡泊,即恬淡寡欲,不追求名利。清末张之洞说:"无求便是安心法";当代着名作家冰心也认为"人到无求品自高"。这说明,淡泊是一种崇高的境界和心态,是对人生追求在深层次上的定位。

有了淡泊的心态,就不会在世俗中随波逐流,追逐名利;就不会对身外之物得而大喜,失而大悲;就不会对世事他人牢骚满腹,攀比嫉妒。淡泊的心态使人始终处于平和的状态,保持一颗平常心,一切有损身心健康的因素,都将消失。

误区 129. 乙肝康复陷阱多

乙肝康复是一个长期的过程,患者必须警惕!

(1)饮酒:酒精本身及其在体内代谢产物乙醛,能直接损害肝细胞的结构与功能,影响肝脏细胞糖、蛋白质、脂肪的代谢,造成能量生成严重不足;酒精还能增加对肝脏有毒害的氧自由基,长期贪杯,可促进肝纤维化(肝硬化前期病变)乃至诱发癌变,对已有病损的肝脏影响尤为恶劣! 有的医生说,乙肝+饮酒的结果不是 $1+1=2$,而是大于3,应引起高度警惕。因此,乙肝患者少量饮酒危害也大。

(2)服药过多:近年来药物伤肝的发生率不断增加。据统计,药物性乙肝占住院黄疸患者的 $2\%\sim5\%$,占住院急性乙肝患者的 10%。国外报道暴发性肝衰(如上例)约 $20\%\sim50\%$ 与药物有关。药物在体内代谢产物对肝细胞有毒,损害肝细胞的结构和功能,常见如雷米封、朴热息痛等;肝脏有损害时其细胞处于免疫兴奋状态,很容易发生过敏而使肝细胞损害加重。尤其应指出的是各种"保肝药"的疗效并未完全肯定,而不良反应易被忽略。中药如川楝子、蜈蚣、桑寄生、雄黄等,也会引起肝损害。

（3）各种感染：乙肝患者免疫力明显减退，感染成为最可怕的敌人。无论是上呼吸道感染、乙肝，还是膀胱炎、肾盂肾炎，特别是细菌性腹膜炎与肠炎，一旦发生，患者常无"招架之功"。这是由于某些细菌放出内毒素，乙肝患者无力清除，内毒素直接伤肝。感染时发烧，可加重已有病变的肝脏缺氧而不堪负担。

（4）精神或体力过度疲劳：精神刺激、激怒、吵架、极度兴奋或悲哀等精神方面负担过重，长途旅行、重体力劳动、锻炼过度等体力方面的消耗，常可使病情加重或出现消化道出血、肝性脑病等严重并发症，使病情急转直下。这些并发症反过来又大大加重肝脏的负担，使治疗十分棘手。

（5）营养过度：乙肝需要加强营养以修复损害的肝脏，但过量摄入营养物质（糖、蛋白质与脂肪），超过所需则会转变成脂肪，贮存在肝内形成脂肪肝，使有病的肝脏难以应付。以往曾有一种片面宣传，认为乙肝患者要大量吃糖保肝。例如，一例甲肝青年人，连续 3 个月每月吃 4 斤白糖——糖开水、糖馒头、糖稀饭……3 月后发生了糖尿病，真是"一波未平，一波又起"。静脉点滴高渗葡萄糖是常用的护肝方法，但如过量，也可造成同样的后果，可见适度之重要。

误区 130. 乙肝病毒携带者忽视病情，掉以轻心

有不少乙肝病毒携带者对自己的病情视而不见，掉以轻心，这是错误的，应该纠正。

（1）及时注射各种有效的预防传染病疫苗，防止重叠感染：乙肝病毒携带者一旦重叠感染其他传染病，原有的病情肯定会加重，比如，乙肝病毒携带者新近感染甲肝，有可能引起暴发性肝坏死。因此，乙肝病毒携带者应该及时注射甲肝、流感等疫苗，防止在乙肝基础上又发生其他传染病。乙肝病毒携带者的配偶、子女及密切接触者应进行乙肝疫苗接种。新生儿一定要全程接种乙肝疫苗。如果意

外接触了乙肝病毒感染者的血液和体液,又未接种过乙肝疫苗,或以前接种过乙肝疫苗但免疫失败者,应立即注射乙肝免疫球蛋白,并同时在注射免疫球蛋白不同的部位接种乙肝疫苗。

(2)劳逸结合,乐观向上:乙肝病毒携带者应该适度参加体育锻炼与休闲活动,选择一些适合自己特点的运动项目,例如游泳、慢跑、打太极拳等等。活动应该适度,避免过度劳累;要起居有常,避免通宵达旦劳作;要调整好心态,豁达处世。乙肝病毒携带者对待乙肝的积极态度应该是战略上藐视它,战术上重视它。所谓战略上藐视是指在心理上克服阴影笼罩,像正常人一样学习生活;战术上重视是指还要严格按照医生的嘱咐,做好医学观察,定期随访化验检查,动态观察病情的演变。有的患者一经确诊,便一蹶不振,意志消沉,玩世不恭,放任自流,这是极端错误的。

(3)倡导健康文明的生活方式:为了防止乙肝病毒携带者演变为慢性肝炎,携带者在日常生活中应避免饮酒、剧烈运动、熬夜等伤害肝脏的行为。要合理膳食,均衡营养,荤素搭配,少食肥甘厚味,多食一些水果、蔬菜、豆制品。不要食用发霉的或是未经妥善保存的食物,尤其是米饭,玉米和花生。同时也应避免进食未经加工的海鲜。要注意个人卫生,勤洗手、勤洗澡、勤换衣,家庭成员中有慢性乙肝病毒感染者,毛巾、面盆、茶杯等生活用具最好分开单独使用。女性慢性乙肝病毒感染者,在月经期间应妥善处理卫生用品,内裤应用过氧乙酸、戊二醛等消毒。

(4)建议病毒携带者的配偶,性伴侣,孩子和有密切接触的人注射乙肝疫苗。该疫苗能安全有效地预防乙肝的感染。

在处理病毒携带者的血液时请注意不要传播给他人。用胶布包扎伤口。避免与未注射疫苗的性伴侣发生无防护性性交。不要捐赠血液或是身体器官与他人。将已用过的女性卫生用品放在塑料袋里。不要共用可能含有血液的私人物品如牙刷、指甲刀、耳环、剃须用品或是任何针头。

建议用家庭用的稀释的漂白水来清洗血迹或是体液（一份漂白液加九份水）。普通的酒精也是一种良好的消毒剂。如果可能的话，在清洗时戴上塑胶手套。将废弃物品放在塑料袋内并妥善弃置。最后用温和肥皂水洗手。

误区 131. 乙肝病毒携带者无需做到"六不要"

有人认为，得了乙肝病毒携带无需做到"六不要"。这是不正确的。

（1）不要悲观失望：乙肝发病的机理，一方面是乙肝病毒作祟，另一方面是人体免疫功能失调。不良情绪会引起免疫功能紊乱，加重病情。故乙肝病毒携带者要调整好心态，做到生活规律，劳逸结合，情绪稳定，心情舒畅，饮食有节，戒酒少烟，力争平安度过一生。

（2）不要轻信所谓的"三步曲"：社会上流传肝炎——肝硬化——肝癌的"三步曲"，这是误导。乙肝病毒的确是引起肝癌的一个重要因子，但不是每个乙肝病毒携带者都会癌变。从临床统计看，乙肝病毒携带者转为慢性肝炎者约为 10% 左右，而其中约 5% 久治不愈形成肝硬化；在肝硬化患者中约 5% 左右可能癌变。因此要树立战胜疾病的信心，不要被这"三步曲"吓倒。

（3）不要滥用药：许多乙肝病毒携带者都用过不少药物，或中药，或西药，或祖传秘方、验方等，花销很大，疗效甚微。目前乙肝病毒携带者绝大多数是母婴传播或婴儿时期感染，由于免疫耐受未能清除体内的乙肝病毒，滥用药物毫无效果。现代研究证明，乙肝病情的轻重与体内的乙肝病毒载量无直接关系，而与患者免疫状态有关。对于乙肝病毒携带者，目前绝大多数学者主张暂不予以治疗。若此时采用抗病毒治疗，可能打破人体免疫系统与乙肝病毒之间的平衡，使患者从无症状携带状态转变成慢性肝炎。这种情况在门诊是常常看到的。

(4)不要相信广告宣传:由于目前尚无根治乙肝病毒的特效药物,一些唯利是图的人抓住这一"商机",在各种媒体上做虚假广告,如"乙肝大、小三阳转阴不是梦"、"攻克杀灭乙肝病毒"、"基因疗法"及多种"联合疗法"等,令人目不暇接。这些商业炒作的虚假广告,过度夸大疗效以误导患者,使乙肝病毒携带者难判真伪。门诊看到许多上当受骗的乙肝病毒携带者,故奉劝乙肝病毒携带者,对这类广告不听、不信,千万不要看广告求医。

(5)不要轻信祖传秘方或偏方:社会流传秘方或偏方治大病,这对乙肝病毒携带者是不可能的。1963 年著名科学家布林伯格发现澳大利亚抗原,即乙肝表面抗原。1997 年丹氏等发现乙肝病毒。此后在乙肝病毒研究方面取得突飞猛进的发展,发现一些人肝功能正常而携带乙肝病毒,称为乙肝病毒健康携带者。随着研究的深入,发现这些人虽然肝功能正常,但肝脏有不同程度的病变,不都是正常状态,故改为乙肝病毒携带者。我国古代在这方面知之甚少,何谈其治疗乙肝病毒呢。不可否认,有的人服秘方或偏方可能有效,但这也不足为据。因为乙肝表面抗原的自然转阴率在 2% 左右,这些人很可能是巧合。盲目的寻求或试服秘方偏方,有时会损坏肝脏。

(6)不要忽略定期体检:绝大多数乙肝病毒携带者只要劳逸结合,不饮酒及滥服药物,适当的营养,都会平安度过这一生。但也有部分人因种种诱因而转为慢性肝炎、肝硬化甚至癌变,故不应忽略定期体检,以及时发现病情变化,早期治疗。复查的主要内容是化验肝功能、乙肝病毒学指标、甲胎蛋白及 B 超肝、脾形态改变。一旦肝功能异常,转移酶升高,都提示是慢性肝炎而不再是乙肝病毒携带者,应该积极治疗。对上述检查结果,即使是正常者也不能丢掉,自己建一个医疗记录档案,以备日后复查结果对照。一般来讲,年轻时半年或一年复查一次,随着年龄增长或有异常时,复查间隔应缩短,最好3~6 个月一次。

误区 132. 乙肝病毒携带者没有禁忌

有人认为,得了乙肝病毒携带者没有任何禁忌。这是错误的。

(1)禁忌过食,特别是过多食肉和糖类。肉类中过多的蛋白质和糖类食物转化为脂肪,储藏在人体各部,其中肝脏也是储藏重点,天长日久,身体肥胖,势必形成脂肪肝,使有病的肝脏负担过重,促使乙肝恶化。携带者最好安排多样化的均衡饮食,尤其是要自我控制体重,日常生活中,以下列食物为主:各种主食(大米,面粉等)瘦肉,新鲜水产品,鸡蛋、豆制品,各种蔬菜,水果,植物油,适当糖类;少食动物脂肪,油炸类,咸肉,全脂牛奶等。

(2)禁忌体力和脑力劳动过多。劳累过度使大量营养和氧气消耗,导致肝脏能量供应大幅度减少,削弱肝脏的抗病力,乙肝病毒就会迅速扩散,破坏肝脏功能直至发生不可逆转的病变。乙肝病毒携带者病情平稳时,主张劳逸结合,适当运动,适当休息,掌握好"度数",活动以不感受到疲乏,恶心,腰痛为准,生活有规律,起居有常,不要轻易打破良好的生活规律;病情波动期,最好卧床休息,静养康复。

(3)禁忌大怒和忧郁。中医认为"肝为将军之官",本性喜顺达,舒畅,长期郁愤,可以导致肝气郁结,肝郁化火,引起生理功能的紊乱。现代研究表明:愤怒会使人呼吸急促,血液内红细胞数剧增,血液比正常情况下凝结加快,心动过速,这样不仅妨碍心血管系统的健康,更影响肝脏健康。有人统计:易怒的人得冠心病的可能性比一般人高 6 倍,患肝病的可能性比一般人高 8 倍。乙肝病毒携带者务必保持心胸开阔,情绪饱满,乐观向上,这样才能减轻病痛,促进机体免疫机制的增强,最终战胜疾病。

(4)禁忌恣情纵欲。过度纵欲不仅血液循环加快,呼吸急促,肌肉紧张,引起大脑皮层长期处于兴奋状态,而且耗伤元气,损害肝肾,产生诸如疲倦,腰酸腿软,食欲不振,头晕耳鸣,失眠健忘等并发症对于肝功基础本来较差的乙肝病毒携带者来说,恣情纵欲也是一个杀手。慢性肝炎病情不稳定时,一定要禁房事;处于病毒携带状态或病情稳定时期的携带者,也应该主动控制性生活的频度,一般说来,青年人每周一次,中年人二周一次,中年后期每月一次较为合适,如果房事过后,出现疲乏,腰酸,头晕等症状,应及时停止性生活。

(5)禁忌乱用药物。肝脏是人体最大的代谢器官,所有药物都要在肝脏内分解,转化,解毒,代谢,乱用"保肝药"必定会加重肝脏的代谢负担。另外,各种药物(中西药物)成分错综复杂,药物之间的化学及拮抗作用很可能导致肝脏损害加重。药物本身长期使用也会有一定的毒副作用,最终也会产生诸如脂肪肝,药物性肝纤维化甚至肝硬化的严重情况,乙肝病毒携带者用药一定要在专科医生指导下规范用药,用药的原则是:少而精,以安全有效为准。治病务必前往正规医院,在专科医生指导下进行。

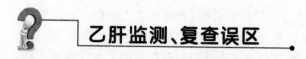

乙肝监测、复查误区

误区 133. 乙肝患者不能正视定期复查

有不少人在防治乙肝中往往忽视了定期检查；也有的却迷信检查。这些都是不应该的。要发现这个影响肝脏健康的"沉默杀手"，就要科学、规范的到专业的专科医院进行定期体检，然而遗憾的是，很多人对乙肝定期检查的重要性还存在错误的认识，错过了早期发现乙肝的良机。

(1)忽视检查：时下，很多上班族一方面缺乏锻炼，另一方面又对自己的健康信心满满，将检查等同于浪费时间。还有些人自觉体格偏瘦，以为必然与乙肝"绝缘"，还有些人在而立之年，自以为年轻力壮，肝脏肯定不会出问题。其实，体型、年龄不是乙肝的必要条件，不健康的生活方式和对乙肝相关知识的认识不足为乙肝悄悄埋下了"祸根"。

(2)迷信检查：很多人不定期检查，还有很多人一看到检查结果正常，就以为万事大吉，开始大吃大喝，放松对疾病的警惕。殊不知疾病的发生是一个从量变到质变的过程，只要我们继续对乙肝的认识不加以重视及不健康的生活方式等，既不能"管住嘴"、也不能"迈开腿"，那我们就仍然是乙肝的"后备军"，仍然处在通往乙肝的"快速路"上。

误区 134. 乙肝患者不做定期体检

不做定期体检这个观点是极为错误的。及时、准确地检测病情，对治疗是非常有利的。很多人在乙肝病毒感染的早期，或感染后相当长的时期内,都不会出现任何症状,要早发现乙肝最有效的方法,就是每一年或半年体检一次,主要检查乙肝 DNA、肝功能、肝 B 超等,其中乙肝 DNA 检查主要用来确定乙肝病毒的复制活跃不活跃,传染性强不强等,肝功能和肝 B 超检查是对肝脏功能和有无肝损伤的检查,是对肝脏指标的检查,可见任何一项检查都是非常重要的,而且抗病毒治疗通过分析检查的结果,可以看出抗病毒的效果如何,更进一步指导更好的治疗。

乙肝患者一定要认识到定期检查的重要性,如果不定期检查,就无法了解乙肝病毒的情况,无法得知肝脏损伤的程度,无法判断治疗效果如何。通常情况下,肝脏代偿能力较强,乙肝患者是没有什么明显的症状,其实这类无症状乙肝患者病情隐匿,反而不利于发现疾病,很多患者就忽视了检查和治疗,结果造成疾病迅速严重,以至于在慢性肝病的症状严重时才到医院检查,而发现是肝硬化患者的,给治疗带来很大苦难。

所以乙肝患者要注意定期检查,具体多久检查一次要根据自己的病情,要充分听从医生的建议,如果在近半个月至 6 个月内曾与乙肝患者密切接触;输过血、注射过血浆、白蛋白或胎盘球蛋白等;有过不洁性接触;用过消毒不严格的注射器,接受过医疗或美容手术等都属于高危人群,要及时检查。

误区 135. 乙肝患者只吃药不复查

有的乙肝患者只吃药不复查。这是不妥的。治疗乙肝药物,特别是抗病毒药,服用后是否达到疗效,是否产生了耐药性,主要依靠治疗期间的监测。如果治疗 3 个月以上,患者乙肝病毒 DNA 度没下降,肝功能也没有好转,说明这种药物无效,就应该更换其他抗病毒药物。如用药后开始有效,以后出现肝功能和乙肝病毒 DNA 的反跳,可能病毒发生了变异,对药物产生了耐药性。另外,不少药物在治疗中可能产生一些不良反应,都需在治疗期间定期复查才能及时发现。因此,只吃药不监测是很危险的。

误区 136. 乙肝治疗停药后不复查

有人认为,乙肝治疗停药后不复查。这是错误的。

慢性乙肝患者个体差异明显,停药后复查的间隔时间一般为1个月、3个月或半年,由宿主对病毒的清除能力和自身免疫状况而定。复查的指标和意义主要有三项:ALT 恢复正常,乙肝病毒 DNA 检测不到和出现 e 抗原血清学转换。e 抗原血清学转换是病情得到长期缓解的关键因素之一。

乙肝患者必须对此心中有数,这样既不会延误正确及时的诊治,也不会轻信无谓的化验和检查,免受痛苦,节约医疗开支。

"三分治疗,七分调养",对于患有乙肝的人,定期检查和必要的治疗非常重要,但如忽略了自身保健,则会加快疾病的发展。因此,良好的生活习惯、恰当的饮食调理、劳逸结合的工作、健康的心态,都是乙肝综合治疗措施中必不可少的。

误区 137. 慢性乙肝患者无需终身监测

有的乙肝患者认为,乙肝无需终身监测。这是不妥的。

虽然目前尚无法彻底根治乙肝这一顽疾,但是定期监测、合理用药,有可能及时发现问题,阻断或缓解病情发展,提高生活质量。

(1)慢性乙肝病程漫长,病情进展是一个由量变向质变发展的过程,量变发生在平常生活的日子里,进程隐匿,患者身体往往没有明显不适,生活和工作一切正常,这种假象往往使乙肝患者放松了警惕,忽略了定期复查和随访。

(2)乙肝病毒一旦侵入机体,往往以肝脏为"大本营"进行复制,病毒感染肝细胞核,形成共价键闭合环状DNA,这种超螺旋结构是病毒复制的模板,由于其结构稳定,并潜藏于肝细胞内,要想将它清除掉,非常困难。目前使用的抗病毒药物,如使用得当,有可能将游离在血液中的病毒清除,但是不可能清除肝细胞内的整合状态的病毒,只要一停药,肝细胞内的病毒模板又会不断复制出新的病毒,释放到血液中,因此病毒"巢穴"难以捣毁,病毒会长期潜伏,定期检查可以了解病毒的复制情况和变异情况。

(3)不要被某些"假象"所迷惑,放松了警惕。有些患者经过积极治疗,达到了某些病毒指标转阴、肝功能正常的目的,获得临床痊愈,因而放弃了随访和复查,认为自己的病全好了,没有必要再到医院看病了。这些患者表面上看是没有什么问题了,但是肝脏内的问题有可能依然存在。要知道,乙肝病毒是非常顽固和狡猾的,在遇到药物"打击"后,它会逐渐适应环境,逃避"打击",发生各种各样的变异,使血液检查中的某些病毒复制指标不被发现,好像病毒被消灭了,麻痹患者和医生。其实,病毒改头换面后依然存在于肝脏内部,变本加厉地搞破坏,所以患者要定期复查。

误区 138. 不知晓乙肝患者定期复查的项目

慢性乙肝病程较长,患者除应按时、合理用药外,还应注意定期到医院复查。复查是了解患者近期治疗效果和病情变化的必要程序,不可忽视。那么,乙肝患者应定期查什么?

(1)肝功能:包括丙氨酸转移酶(ALT)、天门冬氨酸转移酶(AST)、胆碱酯酶(CHE)、转肽酶(GGT)、白蛋白(ALB)、球蛋白(GLO)、血清总胆红素(TBIL)、直接胆红素(DBIL)、凝血酶原活动度(PA)等。根据以上指标可以综合判断病情的轻重。

(2)血常规:包括白细胞、红细胞、血红蛋白、血小板等。患者一旦进入肝硬化阶段,血象的变化往往可以提示病情的严重程度。如血小板轻度降低,提示肝硬化处于早期阶段;如果血小板、白细胞、红细胞等项目均下降,提示脾功能亢进,肝硬化进入中晚期阶段;如果单纯血红蛋白降低,患者应警惕是否已发生了消化道出血。

(3)甲胎蛋白:此项是检查肝癌标志物的。AFP 在 B 超、CT、磁共振成像没发现肝脏肿块之前就可以明显升高,可以超早期发现原发性肝癌,这是医学界目前公认超早期发现原发性肝癌最有效的方法,也是一项成熟的技术。一般情况下,肝炎患者甲胎蛋白很少升高,即便升高,也很少超过 200 微克/升。但是当发展到肝癌时,患者的甲胎蛋白就会大于 400 微克/升。

(4)B 超:通过定期检查 B 超,可了解患者肝脏的大小、形态、门脉内径、脾脏厚度和有无腹水等,据此判定病情是否向肝硬化的方向转变,或有无占位性病变(肝癌)。

此项检查可以得知肝脏有无逐渐缩小,脾脏有无逐渐增大。B 超检查需要动态观察才有更大的意义,即前后几次的肝、胆、脾 B 超结果相互对比才能发现问题。许多患者每次 B 超检查后就把报告单扔掉,这样,对比工作就无法很好地进行了。

(5)乙肝病毒学指标:包括乙肝病毒"两对半",乙肝病毒 DNA 等。根据这些检查,可以了解病毒的复制情况及患者传染性的大小。

(6)胃镜:当无法根据化验结果判断患者是否发生了肝硬化时,可以进一步作胃镜检查。如果发现患者的食管和胃底部的静脉曲张,则说明该患者已发生了肝硬化。

(7)肝纤维化指标:包括抽血检查血清Ⅲ型前胶原、层粘连蛋白、透明质酸、Ⅳ型胶原等。根据这些检查,可以初步判断肝纤维化的程度。

(8)肝穿刺检查:当根据其他检测方法不能明确患者病情的严重程度,或存有疑问时,可以进行肝穿刺检查。

(9)其他:包括血糖、尿糖、尿常规等。根据这些检查,可以了解患者是否已经患了与乙肝相关的疾病,如肝源性糖尿病、乙肝病毒相关性肾炎等。

误区 139. 乙肝"小三阳"不接受定期检查

许多乙肝"小三阳"患者认为自己已经"转阴了",不愿意接受定期检查,这是错误的。

(1)定期检查肝功能:肝功检查中转移酶是肝细胞损伤的敏感标志,可对疾病的治疗及病情的估测提供重要的参考依据;可以综合判断病情处于什么阶段,是轻度,还是重度。

(2)定期 B 超检查:通过定期检查 B 超,可了解肝脏大小形态、回声情况、门脉内径、脾脏厚度和有无腹水,可以判定病情是否向肝硬化方向转变,或有无占位病变发生。

(3)乙肝五项:乙肝五项检查是用来判断是否感染乙肝或粗略估计病毒复制水平的初步检查,乙肝五项对于病情严重程度的评估参考性不大。

(4)乙肝病毒 DNA 检测:乙肝病毒 DNA 检测是测定血液中病毒含量的指标,它主要提示传染性大小和病毒复制速度,复制活跃就代表传染性大,反之则代表传染性小。

(5)乙肝病毒变异检测:通过检测可以知道患者病情发展,肝损伤程度,对药物敏感度等。科学的诊断患者病情,针对患者病情择优选择最好的抗病毒药物。

误区 140. 乙肝病毒携带者无需定期复查

很多乙肝病毒携带者看似和正常人没什么区别,这类人就是无症状乙肝病毒携带者,无症状乙肝病毒携带者要定期检查吗?我们的回答是肯定的,无论是哪一种无症状乙肝病毒携带者都是需要定期检查的,患者千万不要错误的认为没有症状就是不严重。因此凡是乙肝病毒携带者,都应该保证 3～6 个月到医院检查一次。

乙肝病毒携带者定期检查项目包括肝功能、乙肝标志物、乙肝病毒 DNA、B 超、甲胎蛋白检测(AFP)。这些检查都是很必要的,它能看出乙肝病毒携带者病毒复制的程度、传染性如何,而 AFP 检查还可以看出,早期肝硬化或者肝癌对他的危险性有多大。

通过这些检查,可以了解患者肝功能偶然的异常及肝脏形态是否有改变,还可以对早期发现肝硬化和肝癌有帮助,为患者把握治疗的时机,争取痊愈的机会。肝功能复查若发现结果有异常,应及时到专科医院就诊,及时进行护肝治疗。必要时可以行肝穿刺病理组织检查,明确肝脏炎症及纤维化的程度,以便让医生更准确地了解患者的身体状况,进一步制订抗病毒治疗或抗纤维化的方案。

乙肝的预后转归误区

误区 141. 慢性乙肝的病情不会演变

慢性乙肝病毒感染的隐匿性和肝脏功能的代偿性,既难凭自诉判定发病的开始,也难凭一时表现评估以后的发展。慢性乙肝常是"沉默"的疾病,症状与肝损害的程度并不一致。病变活动才可能进展,丙氨酸转移酶增高是病变活动的灵敏标志。在慢性乙肝病程中血清丙氨酸转移酶多波动,仅少数持续异常。为捕捉亚临床病变活动的轨迹,必须强调长期定期检测。有的慢性乙肝患者发病后虽经许多对症/降酶药物治疗,仍病情缠绵而持续发展;有的患者一次发作后长期缓解;也有的发作后似乎病情稳定,多年后急性活动发现已是肝病的终末期。

慢性乙肝可有不同的自然史,取决于病毒和宿住免疫的不同状态,只有全面阐明乙肝e抗原转换,血清病毒水平、病毒变异,患者的辅助 T 细胞趋向和细胞毒性 T、细胞活性和肝组织学表现,才有可能对慢性肝炎的发展作出较适当的评估。

误区 142. 乙肝病毒直接毒害肝脏

不少患者认为,肝硬化和肝癌是由于乙肝病毒长期直接毒害导致的。其实乙肝病毒本身并不会直接引起肝脏损伤,肝细胞的破坏实际上是由于乙肝病毒持续复制,刺激机体产生持续免疫应答,从而造成更多的肝细胞破坏,时间久了正常的肝组织还会被纤维化的瘢痕组织所替代,当纤维化非常严重并广泛存在时,就会出现肝硬化。所以,乙肝病毒持续复制,才是引发肝硬化、肝癌的元凶。

误区 143. 乙肝预后均不良,得了乙肝就等于判了死刑

有不少人认为,凡乙肝均预后是不良的,得了乙肝就等于判了死刑。其实不然。

慢性乙肝是一个很复杂的疾病过程,少量的急性乙肝未能彻底治愈可以转变为慢性,但是绝大多数的慢性乙肝还是来自于先天和婴幼儿期的感染。其特点是"潜移默化,暗度陈仓",疾病往往在"静默"中发展,不一定在何时突然发病。有的干脆就不发病,患者"平安"度过一生。但是不论是发病者,还是"潜伏者",都有可能把乙肝病毒"遗传"给后代。这样乙肝代代相传,病例数量才越来越多。慢性乙肝按病情轻重,可分为慢性病毒携带状态、轻度发病状态、中度发病状态、重度发病状态以及肝硬化状态,极少数患者最终达到肝癌状态。乙肝病例的绝大多数(75%~80%)为乙肝病毒携带者,少部分(20%~25%)为发病状态的乙肝患者。多数乙肝病毒携带者,一直稳定在此阶段上,相安无事;少数乙肝病毒携带者可演变为发病状态。

慢性肝炎中,发病状态的轻度肝炎的预后较好,一般不演变为肝硬化,可迁延不愈很长时间,甚至10~20年,最后仍有可能痊愈。少部分患者也可能转变为慢性活动性肝炎(中度甚至重度肝炎)。慢性活动性肝炎中有10%~20%可发展到肝硬化。部分患者发展到肝硬化时病情反而稳定。还有一部分则继续恶化,对于这种患者应警惕原发性肝细胞癌的发生,须定期检查甲胎蛋白、转肽酶、B型超声波等。必须强调的是,即使是活动性肝硬化也仅仅只有一小部分会发展到肝癌。

由于乙肝是由乙肝病毒引起的肝脏炎症疾病,乙肝治疗的首要目标是抑制病毒复制,最终目标是阻止和延缓肝脏疾病进展。乙肝和其他慢性疾病一样(如糖尿病、高血压),需要通过长期随访治疗控

制疾病。虽然目前尚没有任何特效药可以根除乙肝病毒,但是得了乙肝绝不等于判了死刑。乙肝患者首先需要树立治疗信心,配合医生积极治疗,将病毒载量降到检测限以下,以达到乙肝治疗的目标,从而扫除工作、学习、婚育等方面的障碍。

误区 144. 乙肝的结局均为"三步曲"

很多人对于乙肝的认识,就是乙肝"三步曲"。因此非常的恐惧,没有感染乙肝的,极力的去排斥和歧视乙肝病毒携带者;患有乙肝的,因为恐惧盲目的去到处求医,造成不必要的损失。其实,这种提法并不恰当。

上述疾病进展的现象是存在的,但不是必然规律。这取决于是否接受规范的抗病毒治疗、是否有吸烟等危险因素、是否有家族史等。实际上,目前 $40\%\sim45\%$ 的乙肝患者是通过母婴传播感染的;成人感染乙肝病毒后,$90\%\sim95\%$ 可以自愈,仅有 $5\%\sim10\%$ 可发展为慢性感染。一般而言,在未接受治疗的慢性乙肝患者中,也仅有 $1.6\%\sim9.7\%$ 的患者会进展为肝硬化,肝硬化患者中有 $2.2\%\sim8\%$ 可进展为肝癌。

不可否认,乙肝是造成肝硬化和原发性肝癌的一个因素,但是所谓的乙肝"三步曲"也被一些无良的广告无限制的夸大了,那些的广告的目的无非是让患者恐惧,而盲目的去治疗,以达到他们的经济利益。据统计我国现有的乙肝感染者中,肝硬化患者不超过 4%,而肝癌患者不超过 0.4%。由此可见,绝大多数乙肝不会按所谓的"三步曲"进行。作为乙肝病毒携带者,只要注意复查,发现问题,及时的药物干预,绝大多数都不会发展成这个结果。

误区 145. 心理负担过重,不可终日

慢性乙肝患者终究一部分患者会发展为肝硬化、肝细胞癌等终

末性肝病,并导致一部分患者死亡。很多人因此情绪低落,忧心忡忡。而在社会生活中,乙肝患者也承担着众多的精神压力,如工作难找,求偶不顺等。害怕疾病是人的正常心态,无需指责,问题是我们应该如何正确了解和面对。大量的临床和流行病学调查结果表明,乙肝病毒感染是肝细胞癌的相关因素。但是,慢性肝炎患者罹患肝细胞癌只是少数患者,并不是全部。这样对于个人来说就是几率的问题。从慢性病毒性肝炎发展为肝细胞癌,是多种因素、长期相互作用导致的最终结果,影响因素十分复杂。对于发展为肝细胞癌的可能性要有正确的认识,既要看到乙肝与肝细胞癌之间的相关性,但又要看到这样的比例不是很高的事实。我们治疗慢性乙肝的一些措施,同时也是预防肝硬化、肝细胞癌的重要措施。

对于乙肝病毒感染高发区的研究结果证实,乙肝疫苗的广泛接种,可以大幅度地降低乙肝的发病率,同时也大幅度地降低了肝细胞癌的发病率。经过正规的抗病毒治疗的乙肝患者其发生肝硬化、肝细胞癌的比率也显著降低。因此,对于慢性乙肝患者发展为肝硬化、肝细胞癌的规律要有正确的认识,从目前的医疗水平来讲,积极采取抗病毒治疗的措施,在治疗慢性乙肝的同时,也就对于肝硬化、肝细胞癌的发生进行了有效的预防。在进行必要的治疗的同时,也要调整心理状态,同时要养成良好的生活习惯,例如严格禁酒。所有这些,即使对于慢性乙肝的治疗,同时也是预防肝硬化和肝细胞癌的发生。与其整天忧心忡忡,心理负担过重,倒不如认真采取正确的治疗措施进行正规的抗病毒治疗,因为心理负担过重,不仅对于治疗和转归没有好处,而且还会影响预后及治疗效果,对病情毫无益处。良好的心态也是肝病康复的一个关键性因素,要求乙肝患者要有一个豁达、乐观、随和的心态,平时做些适度运动或者参加一些娱乐活动,随时调节和改善自己的心情,借此调节机体的内分泌功能,增强抗病能力;而正规的抗病毒治疗,则可以有效预防肝硬化和肝细胞癌的发生。

误区 146. 轻信"短期治愈"

很多乙肝患者了解到乙肝的危害及严重后果后,第一个反应往往就是无论如何也要治愈乙肝。治疗乙肝需要保持清醒的头脑,千万不能跟着乙肝医疗、药物广告乱转,正规治疗必须根据国家制定的《慢性乙肝防治指南》有步骤地进行。此外,乙肝治疗的目标是最大限度长期抑制或者消除乙肝病毒。但目前临床上可以实现 e 抗原的血清学转换的患者有 36%,有 70%的人可以实现乙肝病毒 DNA 转阴,而某些医生宣称保证能实现"大、小三阳"全部转阴的说法是不科学的,是对患者不负责的说法。

因此,乙肝患者一定要到正规大医院,找专业医生进行科学的诊断和有针对性的治疗,不能听信"短期治愈"的谎言或者社会上宣传的"包治乙肝论",以免贻误治疗时机,加重原有病情。

误区 147. 治疗乙肝一定要拿"金牌"

乙肝人群将实现乙肝表面抗原转阴比作拿"金牌"。目前的确有一些药物如长效干扰素等,有助于提高乙肝病毒表面抗原转阴的比例,但这只是极少数。一味追求乙肝病毒表面抗原阴转不现实。对绝大多数患者而言,这仍然是一个"可望而不可及"的目标。

实现乙肝病毒表面抗原转阴就像赢得了金牌,而能够赢得银牌也很好。对于 e 抗原阳性患者而言,这个银牌就是实现 e 抗原血清学转换(即 e 抗原消失,出现 e 抗体,也就是"大三阳"转为"小三阳")。如果实现了 e 抗原血清学转换,这说明人体的免疫功能有所恢复,患者日后发生肝硬化、肝癌的风险就会降低。

误区 148. 乙肝"大三阳"都是可以彻底治愈的

有人认为,乙肝"大三阳"都是可以彻底治愈的。其实不然。

乙肝抗病毒治疗,其中只有很少患者可达到所谓"彻底治愈",即乙肝表面抗转阴,甚而出现表面抗体,但这种情况是较难达到的,是可遇不可求的;约半数患者可转变为"小三阳",肝功能长期稳定正常,病毒 DNA 转阴,这样肝病也不会变差,并可以渐趋恢复,这是比较满意的,既是现实的标准,也是临床治愈的标准,是患者们应该追求的目标。

请相信科学,要知道乙肝治疗的长期性与艰巨性,不要被虚假广告所骗;但也要有信心,至少最终大部分患者的病情是可以控制的,半数患者可长期稳定。

误区 149. 乙肝转阴后就掉以轻心

有些乙肝患者,一旦转阴后就掉以轻心。这是不对的。

衡量及检验这一目的是否达标有两条,一是通过血液检测,反映病毒是否存在、是否处于复制期、是否有传染性等等;二是通过肝组织学检查,了解肝脏内部是否存在病毒? 病毒是否处于复制阶段? 肝脏受损的程度如何? 血液检查有问题,可以间接证实、反映肝脏情况。但是,血液检查没有问题,不能说明肝脏内部也没有问题,肝脏内部仍有可能潜伏有许多复制状态的乙肝病毒,真所谓"树欲静而风不止"。由于目前绝大多数的患者只能通过血液检查推断病情如何,所以结论也只能是相对正确的。要想真正了解肝脏的实际情况,需反复进行肝穿,取活组织检查。这在理论上可行,但在实际临床工作中却寸步难行。一个患者偶然接受一次肝穿尚可,多次反复进行肝穿刺根本不可能。

通过血液了解乙肝病毒的具体方法是进行乙肝病毒多项指标检查（如乙肝病毒"两对半"、乙肝病毒脱氧核糖核酸等），所谓转阴治疗也就是只让这些病毒指标转阴。过去认为这些指标阴转了，病情自然也就好转了。现在看起来，这些认识是过时的，甚至是错误的。人体血液中的乙肝病毒变化形式实际是极其复杂的，决不能用一元化解释。

误区 150. 乙肝"大三阳"转"小三阳"是好事

有人认为，乙肝"大三阳"转"小三阳"就是好事。其实，要以科学正确地态度进行评判。

如果"大三阳"转为"小三阳"，同时病毒 DNA 水平降至检测线以下，肝功能也正常了，这种情况当然是好事，说明已进入疾病的稳定期，医学上称为"不活动的乙肝病毒携带者"。绝大数患者可长期稳定，肝病渐进康复。

相反，如"大三阳"转为"小三阳"，但病毒 DNA 水平仍很高，甚至还有肝功能不正常，就不是好事，可能还是坏事。可能说明病毒已发生前 C 区变异，提示病毒已逃避人体免疫压力，将会给抗病毒治疗带来难度。这种情况在医学上称为"e 抗原阴性的慢性乙型肝炎"。因为"小三阳"的慢性乙型肝炎较"大三阳"慢性乙型肝炎抗病毒治疗的应答率低，且复发率高。既便如此，仍要坚持抗病毒治疗，只有抗病毒治疗才能延缓或阻止疾病的进展，才是最好的抗纤维化治疗，才能最大限度减少肝硬化、肝癌的发生率。

误区 151. 乙肝复发不会导致病情加重

有人认为，乙肝复发不会导致病情加重。其实不然。

《中国慢性乙肝防治指南》明确指出，慢乙肝治疗的总体目标是：

最大限度地长期抑制乙肝病毒,减少肝硬化、肝癌的发生,从而改善生活质量和延长存活时间,其中抗病毒治疗是关键。目前的口服抗病毒治疗虽然不能杀灭乙肝病毒,但可以抑制病毒的复制,一旦停药,乙肝病毒有可能再次大量复制,导致肝细胞损伤。乙肝复发使肝脏受到更严重的损伤,导致肝纤维化、肝硬化甚至是肝癌的发生。乙肝治疗领域内里程碑式的 4006 研究证实:通过拉米夫定 3 年治疗,可以把疾病进展率和肝癌的发生率减少近一半。所以一旦慢乙肝复发后应积极开始抗病毒再治疗,并且长期坚持下去。

误区 152. 慢性乙肝复发再治患者可以随意换药

有人认为,慢性乙肝复发再治患者随意换药不会导致多重耐药。其实不然。

乙肝复发并不代表以前的治疗是无效的,相反,以前的抗病毒治疗抑制了病毒复制,延缓了疾病进展,减少了肝硬化和肝癌的发生。很多慢乙肝患者一旦出现复发,往往把责任归咎于原来的治疗无效,进而自行换药。这种做法对乙肝的治疗是非常不利的。慢性乙肝经治复发患者与初治患者的情况完全不同,相对初治患者而言,经治复发患者的病毒复杂度高、再治疗时耐药风险会大大增加。虽然目前上市的几种口服抗病毒药物效果都不错,但存在交叉耐药的问题。因此,对于治疗背景原本就复杂的复发患者,再治疗时最怕的就是换药,单药之间的来回转换最易导致多重耐药的发生,从而增加治疗难度。

误区 153. 慢性乙肝复发后,"优化治疗"不是关键

有人认为,慢性乙肝复发后,"优化治疗"不是关键。其实不然。2010 年新的《慢性乙型肝炎防治指南》首次纳入"优化治疗"策

略,"优化治疗"不仅对慢性乙肝初治患者具有重大意义,对复发再治患者而言,尤其关键。首个"慢性乙肝经治复发患者治疗策略"在解读复发患者如何"优化治疗"时以拉米夫定为例,针对复发的不同人群,分别给出了相应的治疗方案:对于通过拉米夫定治疗,达到停药标准后停药复发的患者,由于对拉米夫定应答良好,应首先考虑给予拉米夫定再治疗,可实现"多快好省"的效果,即获得病毒学应答比率多、e抗原消失快、治疗效果好、长期治疗费用省。对于不规范停药后未出现耐药且乙肝病毒DNA阴转的患者,应视具体情况联合治疗。例如,先使用拉米夫定单药治疗,并密切监测,如发现耐药迹象及时加用无交叉耐药位点的阿德福韦酯联合治疗。对于不规范停药后已出现耐药或乙肝病毒DNA未阴转的患者,再治疗时则应联合无交叉耐药位点的阿德福韦酯进行初始联合治疗。

随着口服抗病毒药物越来越广泛的应用,慢性乙肝经治复发人群正在日渐增大。首个"慢性乙肝经治复发患者治疗策略"专家共识的出台,不仅为广大临床医生及时提供了权威的治疗策略,同时也为减少乙肝复发给出了明确的指导意见。经治复发患者应尽快开始抗病毒治疗,并且再次治疗时一定要牢记不要随意换药,应在医生的指导下,根据自身情况制定相关的治疗方案。

误区 154. 接受乙肝抗病毒治疗病情不易复发

有的患者认为,接受乙肝抗病毒治疗病情不易复发。其实不然。

临床上常常会遇到这样一些慢性乙肝患者,经过有效抗病毒治疗后肝功稳定,血中乙肝病毒检测不到,症状消失,虽然医生再三嘱咐不能随意停药,但在经过一段时间观察后,患者自认为"检查结果一切正常,再治也不过如此",于是就会试着停药,结果造成疾病复发。也有些患者虽然相信医生所说"不能随意停药",但因工作忙或在偏远地方购药不便或因经济原因而停药,使疾病复发。

停药后病情复发并非在停药后立刻表现出来,常在 2～3 个月才出现病毒反弹,继而肝功异常,感到不舒服。这主要是因为在刚刚停药后药物的作用尚未完全消失,而病毒复制到致病情复发也需一定的时间。所以患者千万不可因短时间停药"病情未反弹"就认为万事大吉了。乙肝抗病毒治疗必须在医生指导下停药,以预防病情恶化。

误区 155. 过早停用抗病毒药不会导致慢性乙肝复发

有人认为,过早停用抗病毒药不会导致慢性乙肝复发。其实不然。

乙肝病毒再复制是导致乙肝复发的根本原因,由于共价闭合环状 DNA 难以被清除,因此需要长期抗病毒治疗。而巩固治疗时间短、e 抗原阴性、年龄大于四十岁则是容易导致复发的三大因素。有研究显示:巩固治疗时间少于 1 年,复发率可达 61.9%,反之巩固治疗时间超过 1 年者,患者的复发率仅为 8.7%。因此,乙肝的抗病毒治疗不能以停药为目的,早停药是乙肝复发最主要的诱因之一。

误区 156. 急功近利,漠视长远

由于部分患者忽视了持久控制乙肝病毒的重要性,未能建立起长远的治疗目标,并对短期治疗的效果存在奢望。这不仅容易造成病情反复,而且还会耽误最佳的初治时机。部分患者会对长期治疗产生悲观情绪。同样,也有许多患者一味追求当下的"转阴"指标,在各种治疗方式间辗转。这不仅容易降低原本良好的治疗成果,且会给后续治疗带来麻烦。

《中国慢性乙肝防治指南》指出"乙肝治疗的总体目标是长期抑制病毒复制,延缓和阻止疾病进展。"因此患者需要建立长期治疗目标,并相信病情是完全可以得到有效控制的。

误区 157. 乙肝病毒携带者不顾病情，盲目转阴

许多人认为，乙肝病毒携带者一定要"转阴"，所以不顾病情，盲目转阴。其实，这是一个最大的误区。还有的人治疗目的定得过高，一味追求表面抗原转阴，或是所谓的"三阳"全部转阴，这些是几乎不可能的。不少乙肝患者甚至乙肝病毒携带者，都在为此虚无缥缈的目标花钱治疗，这就难怪治来治去也达不到目标了。

发现乙肝病毒标志阳性，首先应进一步检查其他肝功能、B超、乙肝病毒DNA等，而不是急于吃药，追求"转阴"。如急性乙肝，绝大部分患者各项阳性标志一年左右自然转阴。单项表面抗原阳性或"小三阳"，如其他各项检查均正常，也无自觉不舒服，就没有必要治疗，因为此时患者处于"冬眠期"，根本没有"转阴"特效药，平时不过度劳累、不饮酒、不盲目用药、定期到医院复查即可。对"大三阳"，也应在丙氨酸转移酶（ALT）升高时进行抗病毒治疗，效果较好。

对乙肝病毒携带者来说，乙肝标志物阳性只能说明感染了乙肝病毒，一定程度上显示了体内病毒复制水平。而乙肝e抗原和乙肝表面抗原无致病性，并不能反映肝脏病变的程度。

乙肝带毒者正是慢性乙肝病毒感染的"免疫耐受期"，不管是"大三阳"还是"小三阳"，都不能通过现有的抗病毒药物转阴，尽管有一些医生还在试用"中西药物"努力治疗，还有人声称"取得效果"，甚至还有人拼命地宣传自己已攻克这个难题，但是，别人把他们的"研究成果"拿来应用，结论是：没有任何效果，事实就是这样无情。其实，东西方的肝病专家早就做了大量工作，都是无功而返。现在，美国肝脏病协会、欧洲肝脏病协会和我国的《慢性乙肝防治指南》的意见都是一致的，对乙肝病毒携带者都不要求转阴治疗，而要进行医学监护。

转阴不是目前可以追求的治疗目标。对于打着转阴的旗号，骗

取钱财的做法,广大的慢性乙肝患者更要擦亮眼睛。目前乙肝治疗的最佳目标和结果是:肝功能长期稳定、正常,病毒复制指标保持阴性。

 知识窗

乙肝转阴的概率有多大

截至目前,我们国家还没有发现那种药物对乙肝病毒有特效,现有药物要彻底清除乙肝病毒,还是不可能的,有时候吃药和不吃药都差不多的效果。难道乙肝就没有转阴的可能吗?

可能性还是有的,这种情况多数发生在干扰素治疗的基础上,可能有3‰的患者能达到表面抗原转阴,但也不是彻底治愈。需要看治疗的时间,同时治疗过程中密切观察表面抗原的变化,观察表面抗原在治疗过程中是不是越来越低。如果表面抗原在治疗一年中没有变化,那转阴的可能性就比较小。

误区 158. 乙肝病毒携带者"转阴"靠肝功能与"两对半"

有些乙肝病毒携带者认为,"转阴"主要依靠肝功能与"两对半"来体现。其实,乙肝的转阴因人而异,决不仅仅是依靠肝功能与"两对半"两张化验单就能说明问题的。

乙肝的发病机理至今尚不十分明确,目前多数学者认为它的形成除与感染方式、年龄、性别等因素有关外,主要还取决于感染者的免疫状态。当人被乙肝病毒感染后,在机体免疫功能正常的状态下,人体中会产生中和抗体,可将病毒清除干净;当人的机体免疫力低下时,就不能产生足量有效的抗体去清除血液中的乙肝病毒,致使乙肝病毒在宿主肝细胞和血液中长期持续存在。这部分人群的转阴可分为如下几种：

平均每年约有3％的乙肝病毒携带者的乙肝病毒表面抗原可自然转阴。

在肝功能持续正常的乙肝病毒携带者中，10％～25％的肝脏无明显的病理损害；75％～90％的肝脏病理发生轻、中、重度损害，甚至出现早期肝硬化、肝癌等病理表现。

25％的乙肝病毒携带者可出现腹胀、纳差、肝功能异常等慢性肝病的一系列临床表现。

10％左右的乙肝病毒携带者可进展为肝硬化和肝癌。

由此可见，乙肝的转归因人而异，决不仅仅是依靠肝功能与"两对半"两张化验单就能说明问题的。因此，乙肝病毒携带者只有在专业人员的指导下进行治疗，才能有效地控制病情的发生和发展。

误区159. 追求乙肝病毒表面抗原转阴及抗体阳性

很多的患者以为只要是乙肝表面抗原能够转阴，就是彻底治愈了，乙肝患者的"转阴"和"治愈"是一回事。其实这是错误的。原因是：治疗后的表面抗原转阴，只有表面抗体生成量在每毫升血中大于10个毫单位的时候，才可以比较谨慎的考虑彻底治愈的可能性。如果仅仅是表面抗原转阴，还要做乙肝五项的定量检查。如果表面抗体小于10个毫单位，就要做乙肝病毒DNA的检查，肝纤维化四项的检查，如果上述这两项发现有乙肝病毒在复制，或者是肝纤维化四项检查有明显的异常，那么就是说你还没有治愈，还要继续治疗。如果是乙肝病毒发生变异和肝细胞基因发生"整合"，即使是表面抗体大于10个国际单位，乙肝病毒仍然可以有复制。

在乙肝治疗中，"转阴"是很重要的目标，只不过应该根据现实的情况确定"转阴"目标。在现有的乙肝治疗中，如果乙肝e抗原阳性，则治疗的目标应当是追求"e抗原转阴"、"乙肝病毒DNA转阴"及"e抗体转阳",当然肝功正常也是目标;如果e抗原阴性,则追求"乙肝病毒DNA转阴"及肝功正常;至于梦寐以求的"表面抗原转阴"(即所谓的"治愈"),实际上是可遇不可求的目标。在目前的治疗方法中,尽管1年的长效干扰素可使大约8%的患者出现表面抗原转阴,但即使是表面抗原转阴的患者,在因其他疾病使用免疫抑制剂后仍然会出现病情复发,表面抗原、甚至e抗原转阳。因此现有的慢性乙肝治疗仍然无法追求彻底的"治愈",只能追求停药后病情"稳定",乙肝治疗停药后仍然需要定期检查,以确认乙肝病毒DNA处于低水平(低于10^3拷贝/毫升)状态,肝脏不受伤害。

 知识窗

如何判断乙肝转阴?

判断乙肝转阴的指标主要有乙肝e抗原、乙肝病毒DNA及乙肝表面抗原,具体如下:

(1)乙肝病毒DNA:乙肝病毒DNA是判定乙肝病毒在体内复制状况的指标,乙肝抗病毒治疗的临床痊愈标准,主要是乙肝病毒DNA检查转阴。

(2)乙肝e抗原:e抗原的存在表示乙肝病毒在体内大量的复制,并具有较强的传染性,是乙肝"大三阳"的重要标志,所以乙肝e抗原阴转也是乙肝"大三阳"转阴指标之一。

(3)乙肝表面抗原:乙肝表面抗原是感染乙肝病毒的标志,目前完全痊愈很难,但是乙肝"大三阳"经过抗病毒治疗达到临床治愈还是比较容易的。

有些乙肝患者过于急迫的追求表面抗体阳性。这是片面的。乙肝病毒在体内虽然消失了,但是,表面抗体的生成是一个十分缓慢的过程,有的患者虽然清除了体内的病毒,但是产生表面抗体的时间大约需要几年、十几年,甚至几十年的时间,因此不能够说有乙肝病毒表面抗原的存在,就肯定有乙肝病毒的存在,也不能够仅仅根据一次肝穿刺病理结果阴性,就断然否认在所有肝细胞内没有乙肝病毒。

误区 160. 乙肝抗病毒治疗能彻底清除病毒

有的乙肝患者认为,乙肝抗病毒治疗能彻底清除病毒。其实不然。

乙肝病毒生活周期有自己的特点。有感染性的乙肝病毒颗粒感染肝细胞后,经过一系列的过程产生更多新的有感染性的病毒颗粒。在这个复制过程中,有一个环节是在细胞核中形成共价闭合环状DNA(cccDNA),是病毒复查的模板。如果我们把乙肝病毒比作野草,那么 cccDNA 就是野草的根。只要这个根不除掉,在条件适宜的情况下病毒就会再复制。目前临床上所用的治疗慢性乙肝的抗病毒药均不能作用于 cccDNA 环节,只有通过长期的病毒抑制来逐渐消耗 cccDNA。有人用数学模型计算出在乙肝病毒被有效抑制的情况下,体内 cccDNA 减少一半的时间约 13.5 年。因此,抗病毒治疗需长期进行。

虽然慢性乙肝目前尚不能根治,但如果有效地控制病毒复制,就可稳定病情,患者就能正常生活。长期有效的抗病毒治疗还可以耗竭 cccDNA,在一定程度上逆转病情,最终实现乙肝的长期稳定或根本治愈。